TRUDNOĆA

A - Ž

Hrvatsko – Francuski Rječnik

Edita Ciglenečki

ISBN-13: 978-1981299980
ISBN-10: 198129998X

UVOD - L'INTRODUCTION

UVOD

Ovaj hrvatsko-francuski rječnik sadrži preko 2200 pojmova povezanih s trudnoćom, prikazanih na jednostavan i razumljiv način koji obuhvaća dijelove ljudskog tijela, simptome, bolesti, ljekarništvo, medicinske ustanove, njegu i postupke, dijagnostiku, te trudnoću i porodništvo.

L'INTRODUCTION

Pratique et facile à consulter, ce dictionnaire croate-français propose plus de 2200 termes médicaux, couvrant l'essentiel de la pratique obstétricale: parties du corps humain; les symptômes et maladies; pharmacie; établissements médicaux, procédures et soins; examens médicaux, grossesse et obstétrique.

SADRŽAJ - CONTENU

TRUDNOĆA

A - Ž

Hrvatsko – Francuski Rječnik

Abdominalna aorta	Aorte abdominale
Aberantni pankreas	Pancréas aberrant
Abnormalna gibljivost	Flexibilité anormale
Abnormalno velik gubitak krvi tijekom mjesečnice (menoragija)	Cycle menstruel anormalement excessice (ménorragie)
Abortivni lijekovi	Médicaments abortifs
Abrupcija posteljice	Abruption placentaire (rupture placentaire)
Abulija (poremećaj umanjene motivacije)	Aboulie
Acetilkolin	Acétylcholine
Acidoza	Acidose
Adenohipofiza	Adénohypophyse
Adenopatija	Adénopathie
Adrenalin	Adrénaline
Aerofobija (strah od letenja)	Aerophobie (peur de l'avion)
Aerosol	Aérosol
Afte (ulceracija sluznice usta)	Aphte (ulcère de la muqueuse buccale)
Agenezija (nedostatak jednog organa)	Agénésie
Agenezija bubrega	Agénésie rénale
Aglutinin	Agglutinine
Aglutinogen	Agglutinogène
Akne	Acné
Akrofobija (strah od visine)	Acrophobie (peur des hauteurs)
Aktivni fetalni pokreti	Mouvements actifs fœtaux
Aktivni ugljen	Charbon actif
Akutna bol	Douleur aiguë
Akutna dilatacija želuca	Dilatation aiguë de l'estomac
Akutna upala crvuljka	Appendicite aiguë
Akutni abdomen	Abdomen aigu
Akutno plućno srce	Coeur pulmonaire aigu
Akutno zatajenje bubrega	Insuffisance rénale aiguë
Albinizam	Albinisme
Albumin	Albumine
Albumin u serumu	Albumine dans le sang
Albuminurija	Albuminurie
Alcohol	Alkohol
Aldosteron	Aldostérone
Aldosteronizam	Hyperaldostéronisme
Alergija	Allergie
Alergija na hranu	Allergie alimentaire
Alergija na lijekove	Allergie aux médicaments
Alergološko testiranje kože (prick test)	Test de la piqûre
Alfafetoproteinski test (AFP)	Test d'alpha-foetoprotéine
Alkalna fosfataza	Phosphatase alcaline
Alkaloza	Alcalose
Alkoholizam	Alcoolisme
Alveola	Alvéole
Ambu balon s maskom	Respirateur manuel type Ambu
Ambulanta	Infirmerie
Aminofilin	Aminophylline
Aminokiselina	Acide aminé
Amnezija	Amnésie
Amniocenteza	Amniocentèse
Amnioskopija	Amnioscopie
Amonijak	Ammoniac
Ampicilin	Ampicilline
Ampula	Ampoule
Amputacija	Amputation
Anafilaktični šok	Choc anaphylactique
Analgetik	Analgésique
Analgezija (neosjetljivost na bol)	Analgésie
Analiza plinova u krvi	Prélèvement des gaz du sang
Analna fistula	Fistule anale
Analna fisura	Fissure anale
Analni apsces	Abcès anale
Anemija radi deficita željeza (sideropenična anemija)	Anémie ferriprive
Anemija srpastih stanica	Drépanocytose (anémie à cellules falciformes)
Anencefalija	Anencéphalie
Anestetik	Anesthésique
Anestezija (narkoza)	Anesthésie
Aneurizma	Anévrisme (anévrysme)
Aneurizma abdominalne aorte	Anévrisme de l'aorte abdominale
Aneurizma aorte	Anévrisme de l'aorte
Angina	Angine
Angina pektoris	Angine de poitrine (angor)
Angioedem (Quinckeov edem, angioneurotski edem)	Oedème de Quincke (angio-oedème)
Angiografija	Angiographie
Ankiloza (ukočenje zgloba)	Ankylose
Anomalija moždanih krvnih žila	Anomalie cérébrovasculaire

Anomalija u razvoju mozga	Anomalie du développement cérébral
Anomalije fetusa	Anomalies foetales
Anomalije maternice	Malformations utérines
Anoreksija	Anorexie
Anoskopija	Anuscopie
Antacid	Antiacide
Antialergik	Antiallergique
Antialkoholik	Médicament contre la dépendance à l'alcool
Antianemik	Médicament antianémique
Antiaritmik	Agent antiarythmique
Antibiogram	Antibiogramme
Antibiotik	Antibiotique
Antidepresiv	Antidépresseur
Antidiabetik	Médicament antidiabétique
Antidiaroik	Médicament antidiarrhéique
Antidiuretski hormon (vazopresin)	Hormone antidiurétique (vasopressine)
Antidot	Antidote
Antiepileptik (antikonvulziv)	Antiépileptique (anticonvulsivant)
Antihelmintik	Antihelminthique
Antihipertenziv	Antihypertenseur
Antihistaminik	Antihistaminique
Antikoagulans	Anticoagulant
Antimalarik	Antimalarique
Antimikotik	Antimycosique
Antioksidans	Antioxydant
Antiperspirant	Déodorant
Antipiretik	Antipyrétique
Antiprotozoik	Médicament antiprotozoal
Antipsihotik	Antipsychotique
Antireumatik	Médicament antirhumatismal
Antiseptik	Antiseptique
Antiserum	Antisérum
Antituberkulotik	Antituberculeux
Antivirusni lijek	Médicament antiviral
Anurija (lučenje urina < 100 ml u 24 sata)	Anurie (volume urinaire < 100 ml par 24 heures)
Aorta	Aorte
Aortografija	Aortographie
Aparat za disanje (respirator)	Appareil respiratoire
Apetit	Appétit
Aplazija	Aplasie
Apsces	Abcès
Apstinencijska kriza	Sevrage
Aritmija	Arythmie
Arterija	Artère
Arterijska embolija	Embolie artérielle
Arterijsko krvarenje	Hémorragie artérielle
Arteriografija	Artériographie
Arteriola	Artériole
Arterioskleroza	Artérosclérose
Artrodeza	Arthrodèse
Artroskopija	Arthroscopie
Artroza skočnog zgloba	Arthrose de cheville
Ascites	Ascite
Asfiksija	Asphyxie
Aspirator	Appareil à succion
Aspirin	Aspirine
Astigmatizam	Astigmatisme
Astma	Asthme
Astrocit	Astrocyte
Atonija	Atonie
Atrezija anusa	Atrésie anale
Atrijska fibrilacija	Fibrillation auriculaire
Atrijski septalni defekt	Communication inter-auriculaire
Atrijskoventrikularni blok	Bloc auriculo-ventriculaire
Atrioventrikularni čvor	Noeud atrio-ventriculaire
Atrofija	Atrophie
Atropin	Atropine
Audiometrija	Audiométrie
Autizam	Autisme
Autoimunološka bolest	Maladie auto-immune
Automobilska nesreća	Accident automobile (accident de la route)
Avitamonoza	Avitaminose
Babica	Sage-femme
Babinje (puerperij)	Post-partum
Bademovo ulje	Huile d'amande
Bakar	Cuivre
Bakterija	Bacteria
Bakterijemija	Bactériémie
Bakterijska infekcija	Infection bactérienne
Bakterijska infekcija rodnice (bakterijska vaginoza)	Vaginose bactérienne
Bakteriurija	Bactériurie
Banka sperme	Banque du sperme
Barbiturat	Barbiturique
Barotrauma	Barotraumatisme
Bartolinova žlijezda	Glande de Bartholin
Batićasti prsti	Hippocratisme digital (doigts en baguettes de tambour)
Baza lubanje	Base du crâne
Bazofilni granulocit	Granulocyte basophile
Benigna pozicijska vrtoglavica	Vertige paroxystique positionnel bénin

Benzidinski test stolice	Analyse fécale de benzidine
Bijelo pranje	Leucorrhée
Bilirubin	Bilirubine
Bilirubin u serumu	Diagnostic différentiel pour bilirubine sérique
Biljni čaj	Tisane
Biofizikalni profil fetusa	Profil biophysique foetal
Biokemijske pretrage krvi	Analyse de biochimie du sang
Biološki roditelj	Parent biologique
Biomarker	Biomarqueur
Biopsija	Biopsie
Biopsija bubrega	Biopsie rénale
Biopsija endometrija	Biopsie endométriale
Biopsija jetre	Biopsie du foie
Biopsija koštane srži	Biopsie ostéomédullaire
Biopsija kože	Biopsie de peau
Biopsija limfnog čvora	Biopsie du ganglion lymphatoque
Biopsija moždanih klijetki (ventrikulo-punkcija)	Biopsie d'un ventricule cérébral
Biopsija pleure	Biopsie pleurale
Biopsija štitnjače	Biopsie thyroïdienne
Bipolarni poremećaj (manično-depresivna psihoza)	Trouble bipolaire (psychose maniaco-dépressive)
Bjelančevina (protein)	Protéine
Bjelančevine u urinu	Protéines dans les urines
Bjelančevine u urinu (proteinurija)	Protéinurie (excès de protéines dans l'urine)
Bjeloočnica	Sclère
Bjesnoća (rabies)	Rage
Blagavaonica	Salle à manger
Blastocista	Blastocyste
Blizanačka trudnoća	Grossesse multiple
Blizanci	Jumeaux
Bljedilo	Pâleur
Blok grane Hisovog snopića	Bloc de branche
Boca s kisikom	Réservoir d'oxygène
Bočica	Fiole
Bol	Douleur
Bol pri mokrenju (strangurija)	Urination douloureuse (strangurie)
Bol pri snošaju	Douleur lors du rapport sexuel (dyspareunie)
Bol u dojci (mastalgija)	Douleur au sein (mastodynie)
Bol u epigastriju	Douleur épigastrique
Bol u leđima (dorzopatija)	Mal de dos (dorsalgie)
Bol u prsištu	Douleur thoracique
Bol u trbuhu	Douleur abdominale
Bolesnička soba	Chambre de malade
Bolesnik	Patient (malade)
Bolest hijaline membrane (respiratorni sindrom novorođenćeta)	Maladie des membranes hyalines (détresse respiratoire néonatale)
Bolesti krvnih žila	Maladies des vaisseaux sanguins
Bolesti srčanih zalistaka	Maladies des valves cardiaques
Bolna menstruacija (dismenoreja)	Règle douloureuse (dysménorrhée)
Bolna ovulacija (mittelschmerz)	Douleurs ovulatoires (mittelschmerz)
Bolni sindrom	Syndrome de douleur
Bolnica	Hôpital
Bolno gutanje (odinofagija)	Déglutition douloureuse (odynophagie)
Bora	Ride
Borova otopina	Acide borique
Brada	Menton
Bradavica	Mamelon (papille)
Bradavica (virusna bradavica)	Verrue
Broj	Numéro
Broj trudnoća	Parité
Brom-sulfalein test funkcije jetre	Test de la bromesulfonephtaléine
Bronhiola	Bronchiole
Bronhodilatator	Bronchodilatateur
Bronhografija	Bronchographie
Bronhoskopija	Bronchoscopie
Bronhospazam	Bronchospasme
Brzi test na streptokok (strep-test)	Test de diagnostic rapide du streptocoque
Bubnjić	Tympan
Bubnjište	Cavité tympanique
Bubreg	Rein
Bubrežna kolika (renalna kolika)	Colique néphrétique
Bubrežni kamenac (nefrolitijaza)	Calcul rénal (néphrolithiase, lithiase urinaire)
Bulbouretralna žlijezda (Cowperova žlijezda)	Glande de Cowper (glande bulbo-uretrale)
Bulimija	Boulimie
Bušilica	Perceuse
CA 125 (karcinomski antigen 125)	Antigène de cancer CA 125

CA 19-9 (karbohidratni antigen)	Antigène de cancer CA 19-9 (antigène d'hydrate de carbone)
Carski rez	Césarienne
Cefalokela	Céphalocèle
Cefalometrija	Céphalométrie
Cefalosporin	Céphalosporine
Celijakija	Maladie coeliaque
Celulitis	Cellulite
Centralni venozni pritisak (CVP)	Pression veineuse centrale
Cerebralna aneurizma	Anévrisme intra-crânien
Cerebralna angiografija	Angiographie cérébrale
Cerebralna paraliza	Infirmité motorice cérébrale
Cerkarija	Cercaire
Cervikalna displazija	Dysplasie du col de l'utérus
Cervikalna erozija	Érosion du col de l'utérus
Cervikalna inkompetencija	Incompétence cervicale
Cijanoza	Cyanose
Cijepljenje	Vaccination (inoculation)
Cilijarni mišić	Muscle ciliaire
Cink	Zinc
Cinkova pasta	Pommade à l'oxyde de zinc
Cista	Kyste
Cista na jajniku	Kyste ovarien
Cistična fibroza	Mucoviscidose (fibrose kystique)
Cistografija	Cystographie
Cistoskopija	Cystoscopie
Citologija	Cytologie
Citomegalovirus (CMV)	Cytomégalovirus (CMV)
Citostatik	Cytostatique
Cjepivo	Vaccin
Crijevna kost	Ilion (ilium)
Crijevna resica	Villosité intestinale
Crijevni sok	Suc intestinal
Crijevo	Intestin
Crna stolica (melena)	Selles noir (melanea, méléna)
Crvena stolica	Selles rouges
Crveni urin	Urine rouge
Crvenilo kože (eritem)	Érythème (rougeur de la peau)
Curenje iz nosa (rinoreja)	Écoulement par le nez (rhinorhée)
Čaj	Thé
Čašica zdjelične kosti (acetabulum)	Acetabulum
Čekaonica	Salle d'attente
Čekić (malleus)	Marteau (malléus)
Čeljust	Mâchoire
Čelo	Front
Čeona kost	Os frontal
Čepić	Suppositoire
Četiri	Quatre
Četrdeset	Quarante
Četrdeset drugi	Quarante-deuxième
Četrdeset drugi tjedan	Quarante-deuxième semaine
Četrdeset prvi	Quarante-et-unième
Ćetrdeset prvi tjedan	Quarante-et-unième semaine
Četrdeseti	Quarantième
Četrdeseti tjedan	Quarantième semaine
Četristo	Quatre cents
Četrnaest	Quatorze
Četrnaesti	Quatorzième
Četrnaesti tjedan	Quatorzième semaine
Četvorci	Quadruplés
Četvrti	Quatrième
Četvrti mjesec	Quatrième mois
Četvrti tjedan	Quatrième semaine
Čir (ulkus)	Ulcère
Čir na želucu	Ulcère de l'estomac
Čmar (anus)	Anus
Čvorasta guša (nodularna struma)	Goitre multinodulaire
Ćelavost	Alopécie
Ćopavo stopalo (uvrnuto stopalo, pes equinovarus)	Pied-bot (pied-bot équin)
Dalekovidnost	Hypermétropie
Daltonizam	Daltonisme
Dan	Jour
Danas	Aujourd'hui
Darovanje krvi (donacija krvi)	Don de sang
Davalac (donator)	Donneur
Davanje lijekova	Administration des médicaments
Davljenje	Strangulation (étranglement)
Debelo crijevo	Gros intestin (côlon)
Debljanje	Grossissement
Debljina (gojaznost)	Obésité
Defekografija	Défécographie
Defibrilacija	Défibrillation
Defibrilator	Défibrillateur
Deformacija kralježnice	Difformité spinale
Deformacija stopala	Difformité du pied
Dehidracija	Déshydratation
Deka	Couverture
Dekompresijska bolest (kesonska bolest)	Maladie de décompression (maladie des plongeurs, maladie des caissons)
Dekubitus	Escarre (plaie de lit, ulcère de décubitus)
Delirij	Delirium
Demencija	Déménce

Demineralizacija	Déminéralisation
Dendrit	Dendrite
Denzitometrija kostiju (apsorpciometrija kostiju)	Ostéodensitométrie
Depresija	Dépression
Dermatoskopija (dermoskopija)	Dermatoscopie (dermoscopie)
Deset	Dix
Deseti	Dixième
Deseti tjedan	Dixième semaine
Desni	Gencive
Desno	Droite
Devedeset	Quatre-vingt-dix
Devet	Neuf
Deveti	Neuvième
Deveti mjesec	Neuvième mois
Deveti tjedan	Neuvième semaine
Devetnaest	Dix-neuf
Devetnaesti	Dix-neuvième
Devetnaesti tjedan	Dix-neuvième semaine
Devetsto	Neuf cents
Dezoksiribonuklein ska kiselina (DNK)	Acide désoxyribonucléique
Dezorijentiranost	Désorientation
Diferencijalna dijagnoza	Diagnostic différentiel
Digestiv	Médicament digestif
Digitalna supstrakcijska angiografija	Angiographie numérique
Dijabetes	Diabète
Dijabetična ketoacidoza	Cétoacidose diabétique
Dijabetična koma	Coma diabétique
Dijabetična nefropatija	Néphropathie diabétique
Dijabetična neuropatija	Neuropathie diabétique
Dijabetična retinopatija	Rétinopathie diabétique
Dijafragma	Diaphragme
Dijagnoza	Diagnostic
Dijaliza	Dialyse
Dijaliza bubrega	Dialyse rénale
Dijaliza jetre	Dialyse hépatique
Dijeta	Régime alimentaire
Dijetetsko sredstvo	Médicament anti-obésité
Dinamometar	Dynamomètre
Disanje	Respiration
Diseminirana intravaskularna koagulacija	Coagulation intravasculaire disséminée
Diskartroza	Arthrose du disque intervertébral
Disleksija	Dyslexie
Dislokacija ulomaka	Fragments deboîtées
Dispepsija (nervozni želudac)	Dyspepsie
Distonija	Dystonie
Diuretik	Diurétique
Divertikul na debelom crijevu	Diverticule du côlon
Divovski stas	Gigantisme
Dizalo	Ascenseur
Dječje zarazne bolesti	Maladies infectieuses des enfants
Djelomična dislokacija (subluksacija)	Luxation incomplète (subluxation)
Djevičnjak (himen)	Hymen
Dlaka	Poil
Dlan	Paume
DNK analiza	Analyse de l'ADN
Dobroćudni tumor (benigni tumor)	Tumeur bénigne
Dojenje	Allaitement
Dojenje (laktacija)	Lactation
Dojka	Sein
Dolje (ispod)	En bas (au-dessous)
Donacija jajašca	Donneuse d'ovule
Donja čeljust (mandibula)	Mandibule
Donja šuplja vena	Veine cave inférieure
Donožje (metatarzus)	Métatarse
Doručak	Petit déjeuner
Doštitnjača	Parathyroïde
Downov sindrom (mongoloidizam, trisomija 21)	Syndrome de Down (trisomie 21)
Doza	Dose
Dražeja (tableta)	Comprimé
Dražica (klitoris)	Clitoris
Dren	Drain
Drenaža	Drainage
Drenažni položaj	Drainage postural
Drhtanje (tremor)	Tremblement
Drhtanje ruku	Tremblement des mains
Drugi	Deuxième
Drugi mjesec	Deuxième mois
Drugi tjedan	Deuxième semaine
Drugi trimestar	Deuxèmetrimestre
Ductus Botalli	Canal artériel
Dugotrajna bolna erekcija (prijapizam)	Érection persistente douloureuse (priapisme)
Dušnica (bronh)	Bronche
Dušnik	Trachée
Dužina novorođenčeta	Taille corporelle du nouveau-né
Dva	Deux
Dvadeset	Vingt
Dvadeset četvreti tjedan	Vingt-quatrième semaine

Dvadeset četvrti Vingt-quatrième
Dvadeset deveti Vingt-neuvième
Dvadeset deveti tjedan Vingt-neuvième semaine
Dvadeset drugi Vingt-deuxième
Dvadeset drugi tjedan Vingt-deuxième semaine
Dvadeset i dva Vingt-deux
Dvadeset osmi tjedan Vingt-huitième semaine
Dvadeset peti Vingt-cinquième
Dvadeset peti tjedan Vingt-cinquième semaine
Dvadeset prvi Vingt-et-unième
Dvadeset prvi tjedan Vingt-et-unième semaine
Dvadeset sedmi Vingt-septième
Dvadeset sedmi tjedan Vingt-septième semaine
Dvadeset šesti Vingt-sixième
Dvadeset šesti tjedan Vingt-sixième semaine
Dvadeset treći Vingt-troisième
Dvadeset treći tjedan Vingt-troisième semaine
Dvadeseti Vingtième
Dvadeseti tjedan Vingtième semaine
Dvadest i jedan Vingt et un
Dvadest osmi Vingt-huitième
Dvanaesnik (duodenum) Duodénum
Dvanaest Douze
Dvanaesti Douzième
Dvanaesti tjedan Douzième semaine
Dvije tisuće Deux mille
Dvjesto Deux cents
Dvojajčani blizanci Jumeaux dizygotes
Dvoslike Vision double (diplopie)
Dvospolnost Hermaphrodisme
Edem Oedème
Edem mozga Oedème cérébral
Egzantem Exanthème
Ehoencefalografija Échoencéphalographie
Ejakulat Éjaculation
Ekcem Eczéma
Eklampsija Éclampsie
Eksplozivna rana Blessure par explosion
Elastin Élastine
Elefantijaza (limfedem) Éléphantiasis (filariose lymphatique)
Električni stimulator srca Stimulateur cardiaque (pacemaker, pile)
Elektroda Électrode
Elektroencefalografija (EEG) Électro-encéphalographie (EEG)
Elektroforeza proteina u serumu Électrophorèse des protéines
Elektrokardiografija (EKG) Électrocardiographie (ECG)
Elektrokirurgija Électrochirurgie
Elektrolit Électrolyte
Elektromagnetska hipersenzibilnost Sensibilité éléctromagnétique
Elektromiografija (EMG) Électromyographie
Elektroneurografija Électroneurographie
Elektroretinografija Électrorétinographie
Elektroterapija Électrothérapie
Embolija Embolie
Embrij (zametak) Embryon
Embrionalni karcinom Carcinome embryonnaire
Emulzija Émulsion
Encefalokela Encéphalocèle
Encefalopatija Encéphalopathie
Endometrioza Endométriose
Endoskopija Endoscopie
Endoskopska retrogradna kolangiopankreatografija (ERCP) Cholangiopancréatographie rétrograde endoscopique
Endotoksični šok Choc endotoxique
Endotrahealna kanila Sonde d'intubation endotrachéale
Enteroskopija Entéroscopie
Eozinofil Éosinophile
EPH-gestoze (preeklampsija) Pré-éclampsie
Epidemija Épidémie
Epiduralni hematom Hématome épidural
Epiduralno krvarenje Hémorragie épidurale
Epilepsija Épilepsie
Epruveta Tube à essai
Eritrocit (crveno krvno tjelešce) Érythrocyte (hématie, globule rouge)
Eritromicin Érythromycine
Esencijalna hipertenzija Hypertension artérielle essentielle
Estrogen Estrogène
Estrogen placente Oestrogène placentaire
Eterično ulje Huile essentielle
Ezofagogastroduodenoskopija Endoscopie oeso-gastro-duodénale
Fallotova tetralogija Tétralogie de Fallot
Febrilne konvulzije Convulsion hyperthermique
Fenilketonurija Phénylcétonurie
Fenolsulfoftaleinski test (PSP-test) Épruve à la phéno-sulfonphtaléine
Fentanil Fentanyl
Fetalna hipertrofija Macrosomie foetale
Fetalna hipotrofija Hypotrophie foetale
Fetalna pH-metrija pH-métrie foetale

Fetoskopija	Foetoscopie
Fetus	Foetus
Fetusni alkoholni sindrom	Syndrome d'alcoolisation foetale
Fibrin	Fibrine
Fibrinogen	Fibrinogène
Fibroblast	Fibroblaste
Fibrocistična bolest dojke	Mastopathie fibrocystique
Fitoterapija	Phytothérapie
Fizikalna terapija	Physiothérapie
Fiziološka otopina	Solution physiologique
Fizioterapeut	Physiothérapeute
Flaster	Pansement
Flebotromboza	Phlébothrombose
Fluoroskopija	Fluoroscopie
Fobija	Phobie
Fokusirani ultrazvuk visokog intenziteta	Ultrasons focalisés de haute intensité
Folikulin (estradiol)	Estradiol
Folikulitis	Folliculite
Forceps (kliješta)	Forceps
Fosfolipid	Phospholipide
Fosfor	Phosphore
Fotofobija (strah od svjetla)	Photophobie (crainte de la lumière)
Frekvencija trudova	Fréquence des contractions utérines
Frigidnost	Frigidité
Funkcionalna magnetska rezonancija (FMR)	Imagerie par résonance magnétique fonctionnelle (IRMf)
Funkcionalne pretrage jetre	Explorations fonctionnelles hépatiques
Furunkul (čir na koži)	Furoncle
Gađenje prema hrani	Aversion pour la nourriture
Galaktoreja	Galactorrhée
Gangrena	Gangrène
Gastroenteritis	Gastroentérite
Gastroskopija	Gastroscopie
Gaza	Gaze
Gel	Gel
Generalizirani edem (anasarka)	Oedème généralisé (anasarque)
Genitalna bradavica (venerična bradavica)	Verrue génitale
Genitalni herpes	Herpès génital
Gentamicin	Gentamicine
Gestacijski dijabetes	Diabète gestationnel
Ginekološki pregled	Examen gynécologique
Ginekologija	Gynécologie

Gipsana udlaga	Plâtre pour immobilisation rigide
Glad	Faim
Glasgowska skala kome	Échelle de Glasgow
Glasnica	Corde vocale
Glasno otežano disanje (stridor)	Bruit anormal émis lors de la respiration (stridor)
Glatki mišić	Muscle lisse
Glava	Tête
Glavić	Gland
Glavobolja	Mal de tête (céphalée)
Glikogen	Glycogène
Gljivična infekcija	Infection fongique
Globulin	Globuline
Glomerul	Glomérule
Gluhoća	Surdité
Glukagon	Glucagon
Glukokortikoid	Glucocorticoïde
Glukoza	Glucose
Gnoj	Pus
Gnoj u urinu (piurija)	Présence de pus dans l'urine (pyurie)
Gnojni ispljuvak	Crachat purulent
Gnojni mjehurić	Pustule
Godina	Année
Gonadotropin	Gonadotrophine
Goniometar	Goniomètre
Gonioskopija	Gonioscopie
Gonoreja (kapavac, triper)	Gonorrhée (blennorragie, chaude-pisse)
Gore (iznad)	En haut (au-dessus)
Gornja čeljust (maksila)	Os maxillaire
Gornja šuplja vena	Veine cave supérieure
Gornji dio leđa	Parti supérieur du dos
Govorna audiometrija	Audiométrie vocale
Graafov folikul	Follicule de Graaf
Gram	Gramme
Granični poremećaj osobnosti	Personnalité borderline
Granulocit	Granulocyte (polynucléaire)
Grba	Bossu
Grč (spazam)	Spasme (crampe)
Grč mišića lica	Spasme facial
Grč rodnice (vaginizam)	Spasme vaginal (vaginisme)
Gripa (influenca)	Grippe (influenza)
Griženje noktiju (onikofagija)	Se ronger les ongles (onychophagie)
Grkljan	Larynx
Grlo	Gorge
Grožđana mast	Tube de soin pour lèvres

Groznica (vrućica) Fièvre
Grudište (prsa) Torse
Grudna žlijezda (timus) Thymus
Grudni koš Cage thoracique
Gubitak apetita Perte d'appétit
Gubitak mišićne snage (astenija) Affaiblissement de l'organisme (asthénie)
Gubitak osjeta dodoira Perte du sens du toucher
Gubitak osjeta mirisa Perte de la sensibilité aux odeurs (anosmie)
Gubitak osjeta okusa Perte du sens du goût (agueusie)
Gubitak pamćenja Perte de mémoire
Gubitak polovice vidnog polja (hemianopsija) Perte de la vue dans une moitié du champ visuel (hémianopsie)
Gubitak pulsa Absence de pouls
Gubitak sluha Perte d'ouïe
Gubitak sposobnosti govora (afazija) Perte d'habileté d'expression du langage (mutisme, aphasie)
Gumirano platno Protège-matelas
Guša (struma) Goitre
Gušenje Suffocation
Gušterača Pancréas
Habitualni pobačaj Avortement à répétition
Halucinacija Hallucination
Hashimotov sindrom Thyroïdite de Hashimoto
HbsAg (hepatitis B površinski antigen) Antigène HbsAg (antigène de surface du virus de l'hépatite B)
Heimlichov zahvat Méthode de Heimlich
Helikopter Hélicoptère
Hematokrit Hématocrite
Hematom Hématome
Hemivertebra Hémivertèbre
Hemofilija Hémophilie
Hemoglobin Hémoglobine
Hemoglobin u urinu (hemoglobinurija) Hémoglobine dans l'urine (hémoglobinurie)
Hemolitička bolest novorođenčeta Maladie hémolytique du nouveau-né
Hemolitična anemija Anémie hémolytique
Hemoroidi Hémorroïdes
Hemostatik Hémostatique
Heparin Héparine
Hernija intervertrebralnog diska Hernie discale
Herpangina Herpangine
Herpes simpleks Herpès (infection herpétique)
Herpes zoster Zona
Hidatiformna mola Grossesse môlaire
Hidrocefalus Hydrocéphalie
Hidrokela Hydrocèle
Hidroterapija Hydrothérapie
Higijenski ulošci Serviette hygiénique (protège-slip)
Hiperaktivnost Hyperactivité
Hiperemična sluznica rodnice (Chadwickov znak) Signe de Chadwick
Hiperemija jajnika Hyperhémie ovarienne
Hiperkalcijemija Hypercalcémie
Hiperkalijemija Hyperkaliémie
Hiperparatireoidizam Hyperparathyroïdie
Hiperpituitarizam Hyperpituitarisme
Hiperplazija endometrija Hyperplasie endométriale
Hipertermija Hyperthermie
Hipertireoza Hyperthyroïdie
Hipertrofija Hypertrophie
Hipertrofija maternice Hypertrophie de l'utérus
Hiperurikemija Hyperuricémie
Hiperventilacija Hyperventilation
Hipervitaminoza Hypervitaminose
Hipervolemija (porast volumena krvi u optoku) Hypervolémie (augmentation du volume de sang dans les vaisseaux)
Hipnotik Hypnotique (somnifère)
Hipoalbuminemija Hypoalbuminémie
Hipofiza Hypophyse (glande pituitaire)
Hipoglikemija Hypoglycémie
Hipohondrija Hypocondrie
Hipoinzulinizam Hypoinsulinisme
Hipokalcijemija Hypocalcémie
Hipokalijemija Hypokaliémie
Hipokromna anemija Anémie hypochrome
Hipoksija Hypoxie
Hipoparatireodizam Hypoparathyroïdie
Hipopituitarizam Hypopituitarisme
Hipotalamus Hypothalamus
Hipotenzija i sinkope Hypotension et syncope
Hipotireoza Hypothyroïdie
Hipotonija Hypotonie
Hipovolemički šok Choc hypovolémique
Hirschsprungova bolest (kongenitalni aganglionarni megakolon) Maladie de Hirschsprung (mégacolôn)
Hirzutizam Hirsutisme

Hisov snopić — Faisceau de His
Histerija — Hystérie
Histeroskopija — Hystéroscopie
Hitna služba — Aide médicale urgente
Hodalica — Déambulateur (cadre de marche, gadot)
Hormon — Hormone
Hormon rasta (somatotropin) — Hormone de croissance (somatotropine)
Hormonalna nadomjesna terapija — Hormonothérapie de substitution
Hrskavica — Cartilage
Hrskavični prsten — Cartilage cricoïde
Igla — Aiguille
Ileum — Iléon (ileum)
Imobilizator glave — Immobiliseur de tête
Imobilizator vrata — Support de cou
Impetigo — Impétigo
Implantacija (usađivanje) — Implantation
Impotencija — Impotence
Imunoglobulin — Immunoglobuline
Imunosupresiv — Immunosuppresseur
Indirektni Coombsov test — Réaction de Coombs indirecte
Infarkt — Infarctus
Infarkt miokarda — Infarctus du myocarde
Infekcija — Infection
Infekcija humanim papiloma virusom (HPV) — Infection par le virus du papillome humain (VPH)
Infektivni eritem (peta bolest) — Érythème infectieux (cinquième maladie)
Infestacija crijevnim parazitima (helmintijaza) — Infestation par des vers parasites intestinaux (helminthiase)
Infestacija stidnim ušima (iftirijaza) — Infestation par des poux du pubic (phtiriase)
Infestacija ušima (ušljivost, pedikuloza) — Infestation par des poux (pédiculose)
Infuzija — Perfusion
Inhalacija — Inhalation
Injekcija — Injection
Inkontinencija — Incontinence
Inkubator — Couveuse (incubateur)
Intenzivna njega — Soins intensifs
Interferon — Interféron
Intermitentna klaudikacija — Claudication intermittente
Intracitoplazmatska spermalna injekcija — Injection intracytoplasmique de spermatozoïdes
Intravenozna biligrafija — Biligraphie intraveineuse
Intravenozna pijelografija (i.v. Urografija) — Urographie intraveineuse
Intubacija — Intubation
Invalidska kolica — Fauteuil roulant (charriot, charrette)
Inzulin — Insuline
Ionizirajuća ozračenost — Irradiation ionisante
Iščašenje (dislokacija, luksacija) — Déboîtement (luxation)
Iscjedak — Sécrétion (suintement, écoulement)
Iscrpljenost (umor, fatigo) — Fatigue (affaiblissement)
Ishemija — Ischémie
Išijas — Sciatique
Iskašljavanje krvi (hemoptiza, hemoptoja) — Rejet de sang issu des voies aériennes (hémoptysie)
Ispala pupkovina (prolaps pupkovine) — Prolapsus du cordon ombilical
Ispiranje — Rinçage
Ispiranje želuca — Lavage gastrique
Ispitivanje refrakcije — Réfractométrie
Isprati — Rincer
Ispred — Devant
Istegnuće — Déchirure
Istegnuće ligamenta — Déchirure ligamentaire
Istiskivanje ploda — Expulsion du bébé
Istiskivanje posteljice i ovoja — Expulsion du placenta
Iver (patela) — Rotule (patella)
Iza — Derrière
Izbjeglica — Réfugié
Izbjeglički logor — Camp de réfugiés
Izbuljene oči (egzoftalmus) — Exophtalmie (proptose)
Izdubljeno stopalo (pes excavatus) — Pied creux
Izgladnjelost — Famine
Izostanak mjesečnice (amenoreja) — Absence des règles (aménorrhée)
Izvanmaternična trudnoća (ektopična trudnoća) — Grossesse extra-utérine
Izvrnuto stopalo (pes valgus) — Pied valgus
Jajašce — Ovule
Jaje (mudo, testis) — Testicule
Jajnik — Ovaire
Jajovod — Trompes de Fallope
Jastuk — Oreiller
Jedan — Un
Jedanaest — Onze
Jedanaesti — Onzième
Jedanaesti tjedan — Onzième semaine

Jedinica intenzivne njege	Unité de soins intensifs
Jednjak	Oesophage
Jednojajčani blizanci	Jumeaux monozygotes
Jejunum	Jéjunum
Jetra	Foie
Jezik	Langue
Jod	Iode
Jojobino ulje	Huile de jojoba
Jučer	Hier
Jutarnje mučnine	Maladie du matin (nausées et vomissements de la grssesse)
Jutro (prijepodne)	Matin
Kalcij	Calcium
Kalcitonin	Calcitonine
Kalendar cijepljenja	Calendrier des vaccinations
Kalij	Potassium
Kamenac mokraćnog mjehura	Calcul urinaire (urolithiase)
Kamilica	Camomille
Kandidijaza	Candidiase
Kanila	Canule
Kanta za smeće	Poubelle
Kapak	Paupière
Kapi (kapljice)	Gouttes
Kapi za nos	Gouttes nasales
Kapi za oči	Collyre (gouttes ophtalmiques)
Kapi za uši	Gouttes auriculaires
Kapilara	Capillaire
Kapilarni hemangiom	Hémangiome capillaire
Kapsula	Gélule
Karantena	Quarantaine
Karcinoembrionski antigen (CEA)	Antigène carcinoembryonnaire (ACE)
Karcinom endometrija	Carcinome de l'endomètre
Kardiogeni šok	Choc cardiogénique
Kardiomiopatija	Cardiomyopathie
Kardiotokografija	Cardiotocographie
Kardiotonik	Médicament cardiotonique
Kariotip	Caryotype
Kašalj	Toux
Katekolamin	Catécholamine
Kateter	Cathéter
Kateterizacija srca (angiokardiografija)	Cathétérisme cardiaque
Kateterska angiografija	Angiographie interventionnelle utilisant un cathéter
Kauterizacija	Cautérisation
Kažiprst	Index
Kegelove vježbe	Exercice de Kegel
Kemijska analiza urina	Analyse chimique de l'urine
Kemijski pregled želučanog soka	Analyse chimique du suc gastrique
Kemijsko zagađenje	Pollution chimique
Kemoterapija	Chimiothérapie
Keratin	Kératine
Keratoza	Kératose (kératodermie)
Kifoskolioza	Cypho-scoliose
Kifoza	Cyphose
Kihanje	Éternuement
Kila (bruh, hernija)	Hernie
Kilna vreća	Sac herniaire
Kiretaža	Curetage
Kirurgija	Chirurgie
Kirurška sterilizacija muškarca (vazektomija)	Ligature des canaux déférents des testicules (vasectomie)
Kirurška sterilizacija žene (podvezivanje jajovoda)	Stérilisation chirurgicale au femme (ligature des trompes)
Kirurški šok	Choc post-opératoire
Kirurško odstranjenje aneurizme (aneurizmektomija)	Résection chirurgicale d'une poche anévrismale (anevrismectomie)
Kirurško odstranjenje hemeroida (hemoroidektomija)	Ablation chirurgicale des hémorroïdes (hémorroïdectomie)
Kirurško odstranjenje kamenca (litotomija)	Extraction chirurgicale des pierres de la vessie (lithotomie)
Kirurško odstranjenje maternice (histerektomija)	Enlèvement chirurgical de l'uterus (hystérectomie)
Kirurško odstranjenje mioma u maternici (miomektomija)	Ablation chirurgicale des fibromes utérins (myomectomie)
Kirurško odstranjenje prostate (prostatektomija)	Ablation chirurgicale de la prostate (prostatectomie)
Kirurško odstranjenje slijepog crijeva (apendektomija)	Ablation chirurgicale de l'appendice iléocaecal (appendicectomie)
Kirurško odstranjenje testisa (orhidektomija)	Amputation chirurgicale d'un ou des deux testicules (orchidectomie, orchiectomie)
Kirurško odstranjenje žučnog mjehura (kolecistektomija)	Enlèvement chirurgical de la vésicule biliaire (cholécystectomie)

Kirurško otvaranje dišnog puta (traheotomija)	Ouverture chirurgicale dans la trachée (trachéotomie)
Kirurško proširenje porođajnog kanala (epiziotomija)	Épisiotomie
Klamidijska infekcija	Infection à Chlamydia
Klaustrofobija (strah od zatvorenog prostora)	Claustrophobie
Kleptomanija	Cleptomanie
Klice	Germes
Klijetka	Ventricule
Klizma (klistir)	Clystère
Ključna kost (klavikula)	Clavicule
Kloazma (melazma)	Chleuasme (chloasma)
Klor	Chlore
Kloramfenikol	Chloramphénicol
Koarktacija aorte	Coarctation de l'aorte
Kobalt	Cobalt
Kočenje šije (ukočeni vrat)	Raideur de nuque (raideur méningée)
Kodein	Codéine
Kofein	Caféine
Kokošja prsa	Pectus carinatum
Kokošje sljepilo (hemeralopija)	Héméralopie
Kola hitne pomoći	Ambulance
Kolagen	Collagène
Kolangiografija	Cholangiographie
Kolaps	Collapsus
Kolesterol	Cholestérol
Kolica	Chariot
Kolika	Colique
Koljeno	Genou
Kolonoskopija	Colonoscopie
Kolposkopija	Colposcopie
Koma	Coma
Komad	Morceau
Kominutivni prijelom kosti	Fracture comminutive
Kompjuterizirana tomografija (CT)	Tomodensitométrie (TDM)
Kompletna krvna slika	Hémogramme (numération formule sanguine)
Kompresija mozga	Compression cérébrale
Kompresija živca (uklješten živac)	Compression du nerf
Konizacija	Conisation
Kontaktne leće	Lentilles de contact
Kontaktni gel za elektrode	Gel électroconductif
Kontracepcijska pilula	Contraception orale
Kontracepcijska pjena	Mousse contraceptive
Kontracepcijska spužva	Éponge contraceptive
Kontraceptiv	Contraceptif
Kontraktura	Contracture
Kontraktura mišića	Contracture musculaire
Kontrast	Produit de contraste
Konvulzije	Convulsions
Koprivnjača (urtikarija)	Urticaire
Kordocenteza	Cordocentèse
Korijen zuba	Racine dentaire
Koriokarcinom	Choriocarcinome
Korion	Chorion
Korion-gonadotropin	Gonadotrophine chorionique
Korionske resice	Villosités choriales
Koronarna arterija	Artère coronaire
Koronarna bolest (koronaropatija)	Maladie coronarienne
Koronarografija	Coronarographie
Kortikosteroid	Corticostéroïde
Kortikosteron	Corticostérone
Kortikotropin	Hormone corticotrope (adrenocorticotropic hormone, ACTH)
Kortizol	Cortisol (hydrocortisone)
Kortizon	Cortisone
Kosa	Cheveu
Kosi položaj ploda	Position transversale du foetus
Kost	Os
Kost kuka	Os coxal
Kost prsta (falanga)	Phalange
Koštana srž	Moelle osseuse
Kostur	Squelette
Koža	Peau
Kožni alergološki test flasterom	Patch test
Krajnik	Tonsille
Kralježak	Vertèbre
Kralježnica	Colonne vertébrale (rachis)
Kralježnična moždina	Moelle épinière (moelle spinale)
Krasta	Croûte
Kratkovidnost	Myopie
Krema	Crème
Krevet	Lit
Krioekstrakcija	Cryo-extraction
Krivi vrat (tortikolis)	Torticolis
Križa	Lombes
Križobolja (lumbosakralni sindrom)	Lombalgie
Kronična bol	Douleur chronique

Kronično zatajenje bubrega	Insuffisance rénale chronique
Krstačni kralježak (sakralni kralježak)	Vertèbre sacrale
Kruljenje u želucu	Gargouillements (borborygme)
Kruna zuba	Couronne de la dent
Kružni mišić (sfinkter)	Sphincter
Krv	Sang
Krv u likvoru	Sang dans le liquide cérébro-spinal
Krv u stolici (hematohezija)	Sang dans les selles (hématochézie)
Krv u urinu (hematurija)	Sang dans les urines (hématurie)
Krvarenje (hemoragija)	Saignement (hémorragie)
Krvarenje iz analnog otvora	Saignement anal (rectorragie)
Krvarenje iz maternice (metroragija)	Saignement de l'utérus (métrorragie)
Krvarenje iz nosa (epistaksa)	Saignement de nez (épistaxis)
Krvarenje u jajovod (hematosalpinks)	Collection de sang dans la trompe de Fallope (hématosalpinx)
Krvavi iskašljaj (hemoptiza)	Sang dans l'expectoration (hémoptysie)
Krvna grupa	Groupe sanguin
Krvna grupa 0	Groupe sanguin 0
Krvna grupa A	Groupe sanguin A
Krvna grupa AB	Groupe sanguin AB
Krvna grupa B	Groupe sanguin B
Krvna žila	Vaisseau sanguin
Krvni ugrušak (tromb)	Caillot sanguin (thrombus)
Kućni test za trudnoću	Test de grossesse
Kuk (zglob kuka)	Hanche
Kupaonica	Salle de bains
Kupati	Laver
Kutija prve pomoći	Trousse de secours
Kutnjak (molar)	Molaire
Kvržica	Nodule
Labilno psihičko raspoloženje (baby blues)	Baby blues
Laboratorij	Laboratoire
Laboratorijske pretrage	Analyse médicale (examens de biologie médicale)
Lakat	Coude
Lakatni zglob	Articulation oléacranienne
Laksativ	Laxatif
Laparoskopija	Laparoscopie
Laparoskopska operacija	Laparoscopie (coelioscopie)
Laringealna maska	Masque laryngé
Laringoskop	Laryngoscope
Laringoskopija	Laryngoscopie
Laringospazam	Laryngospasme
Lavor	Cuvette
Lažni trudovi	Fausse contraction (contraction de Braxton Hicks)
Leća	Cristallin
Led	Glace
Leđa	Dos
Leđni kralježak (grudni ili torakalni kralježak)	Vertèbre thoracique
Leš	Cadavre
Leukocit	Leucocyte
Lice	Visage
Ligament	Ligament
Liječenje (terapija)	Thérapie (traitement curatif)
Liječnička ambulanta	Bureau du médecin
Liječnik	Médecin
Liječnik opće prakse	Médecin généraliste (médecin omnipraticien)
Lijek	Médicament
Lijek protiv mučnine i povraćanja	Antiémétique
Lijek za sprečavanje trudova (tokolitik)	Médicament pour interrompre le déclenchement du travail (tocolytique)
Lijevo	Gauche
Limfa	Lymphe
Limfedem (zastoj limfe)	Lymphoedème
Limfna žila	Vaisseau lymphatique
Limfna žlijezda	Ganglion lymphatique (noeud lymphatique)
Limfocit	Lymphocyte
Limfocitni koriomeningitis	Chorioméningite lymphocytaire
Limfografija	Lymphographie
List	Mollet
Litopedion (okamenjeno dijete)	Lithopédion (enfant pétrifié)
Litra	Litre
Ljekarna	Pharmacie
Ljekarnik	Pharmacien
Ljekoviti napitak	Potion
Ljuštenje kože (deskvamacija)	Desquamation
Lobster Claw stopalo	Pince de homard (aplasie digitale, ectrodactylie)
Lohija (iscjedak u babinjama)	Lochies
Loj	Sébum

Lokalna anestezija	Anesthésie locale	**Masna embolija**	Embolie de cholestérol
Lordoza	Lordose	**Masno tkivo**	Tissu adipeux (masse grasse)
Losion	Lotion	**Mast**	Matière grasse
Lubanja	Crâne	**Mastopatija**	Mastopathie
Lubrikant	Lubrifiant	**Maternica (uterus)**	Utérus
Lumbalna mijelografija	Myélographie lombaire	**Međica (perineum)**	Périnée
Lumbalna punkcija	Ponction lombaire (rachicentèse)	**Medicinska pretraga**	Examen médical
Lupanje srca (palpitacije)	Palpitation	**Medicinska sestra**	Infirmier
Luteinizirajući hormon	Hormne lutéinisante	**Medicinski centar**	Centre médical
Madež (nevus)	Grain de beauté (naevus)	**Medicinski kanabis**	Cannabis médical
Madrac	Matelas	**Medicinski potpomognuta oplodnja**	Procréation médicalement assistée
Magnetoencefalografija (MEG)	Magnétoencéphalographie	**Medijastinoskopija**	Médiastinoscopie
Magnetska rezonancija (MR)	Imagerie par résonance magnétique (IRM)	**Međukralježnični disk**	Disque intervertébral
Magnezij	Magnésium	**Međumozak**	Diencéphale
Majka	Mère	**Međustanična tekućina**	Liquide interstitiel
Malapsorpcija	Malabsorption	**Megakolon**	Mégacolôn
Mali mozak	Cervelet	**Mehaničke ozljede**	Lésions mécaniques
Mali prst	Auriculaire (petit doigt)	**Meka moždana ovojnica**	Pie-mère
Mamografija	Mammographie	**Meko nepce**	Voile du palais
Mangan	Manganèse	**Mekonij**	Méconium
Manija	Manie	**Mekonijalni aspiracijski sindrom**	Syndrome d'aspiration méconiale
Manjak estrogena	Carence oestrogénique	**Mekonijalni ileus**	Iléus méconial
Manjak faktora koagulacije	Déficit en facteur de la coagulation	**Mekonijalni peritonitis**	Péritonite méconiale
Manjak sperme (oligospermija)	Présence de spermatozoïdes en quantité faible (oligospermie)	**Melanin**	Mélanine
Manjak vitamina	Carence en vitamine	**Melanotropin**	Hormone mélanotrope (mélanocortine, mélanotropine)
Manjak vitamina A	Carence en vitamine A	**Melatonin**	Mélatonine (hormone du sommeil)
Manjak vitamina B1	Carence en vitamine B1	**Meningoencefalokela**	Méningoencphalocèle
Manjak vitamina B12	Carence en vitamine B12	**Meningokela**	Méningocèle
Manjak vitamina B2	Carence en vitamine B2	**Meningomijelokela**	Myéloméningocèle
Manjak vitamina B3	Carence en vitamine B3	**Menopauza (klimakterij)**	Ménopause
Manjak vitamina C	Carence en vitamine C	**Menstruacija**	Règle (menstruation)
Manjak vitamina D	Carence en vitamine D	**Menstruacijski ciklus**	Cycle menstruel
Manjak vitamina K	Carence en vitamine K	**Menstrualne smetnje**	Troubles du cycle menstruel
Manometrija jednjaka	Manométrie oesophagienne	**Mentalna retardacija**	Retard mental (handicap mental)
Manšeta tlakomjera	Brassard du manomètre	**Metabolička acidoza**	Acidose métabolique
Maska za kisik	Masque à oxygène	**Metadon**	Méthadone
Maska za oživljavanje	Masque de réanimation	**Meteoropatija**	Météoropathie
		Mifepriston	Mifépristone
		Migrena	Migraine
		Mijelografija	Myélographie

Mikrobiološki pregled (kultura)	Culture microbiologique	**Mokraćovod (ureter)**	Uretère
Mikrobiološki pregled brisa grla	Culture de gorge avec le coton-tige	**Mokrenje (uriniranje)**	Miction
Mikrobiološki pregled brisa rodnice	Culture vaginale	**Molibden**	Molybdène
Mikrobiološki pregled ispljuvka	Culture de crachat	**Monitor za praćenje vitalnih znakova**	Moniteur de signes vitaux
Mikrobiološki pregled krvi (hemokultura)	Hémoculture	**Monocit**	Monocyte
Mikrobiološki pregled likvora	Culture du liquide cérébro-spinal	**Morfin**	Morphine
Mikrobiološki pregled mokraće (urinokultura)	Uroculture	**Morska bolest**	Mal de mer
Mikrocefalija (sitnoglavost)	Microcéphalie	**Morula**	Morula
Mikrogram	Microgramme	**Mozak**	Cerveau
Miligram	Milligramme	**Moždana klijetka**	Ventricule cérébral
Milijarda	Milliard	**Moždana kora**	Cortex cérébral (écorce cérébrale)
Milije (dječje akne)	Milium (grutum, acné miliaire)	**Moždana ovojnica**	Méninge
Milijun	Million	**Moždana srž**	Moelle du cerveau
Mililitar	Millilitre	**Moždana tekućina (likvor)**	Liquide cérébro-spinal
Mineral	Minéral	**Moždani udar**	Attaque cérébrale (accident vasculaire cérébral)
Mineralkortikoid (Na-hormon)	Minéralcorticoïde	**Moždani živac**	Nerf crânien
Mineralno ulje	Huile minérale	**Moždano krvarenje (apopleksija)**	Apoplexie (attaque d'apoplexie)
Minuta	Minute	**Moždano stablo**	Tronc cérébral
Miom	Myome	**Mrežnica (retina)**	Rétine
Miorelaksator	Myorelaxant	**MRSA**	SARM
Mirovanje u krevetu	Repos au lit	**Mršavljenje**	Amaigrissement
Mišić	Muscle	**Mrtvačnica**	Morgue
Mišićna fascija	Fascia musculaire (périmysium)	**Mrtvorođenče**	Mort-né
Mišićna hipotonija	Hypotonie musculaire	**Mučnina**	Nausée
Mišićni grč (spazam)	Crampe musculaire (spasme)	**Mukocela**	Mucocèle
Mitralni zalistak (bikuspidalni zalistak)	Valve mitrale (valve bicuspide)	**Mukolitik**	Mucolytique
Mjerenje krvnog pritiska	Monitoring de la pression artérielle	**Mutni urin**	Urine opaque
Mjerenje pulsa	Prise de pouls	**Na tašte**	À jeun
Mjesec	Mois	**Na usta**	Par voie orale
Mjesečarenje (somnambulizam)	Somnabulisme	**Na večer**	Le soir
Mliječni vod	Canal galactophore	**Nadbubrežna žlijezda**	Glande surrénale
Mliječni zub	Dent temporaire	**Nadlaktica**	Partie supérieure du bras
Mlohavi mišić	Muscle flasque (hypotonie musculaire)	**Nadutost i vjetrovi**	Ballonnements et vesse (flatulence)
Modrica (ekhimoza)	Ecchymose	**Nagluhost**	Surdité partielle
Mokraća (urin)	Urine	**Nagnječenje (zgnječenje, kontuzija)**	Contusion
Mokraćevina (urea, ureja)	Urée (carbamide)	**Nagnječenje mozga**	Contusion cérébrale
Mokraćni mjehur	Vessie	**Nakon jela**	Après-repas
		Nakovanj	Enclume
		Naočale	Lunettes de vue
		Napad	Attaque
		Napadaj panike	Crise de panique
		Napetost trbušne stijenke	Tension de la paroi stomacale
		Narkolepsija	Narcolepsie (maladie de Gélineau)
		Nasilna smrt	Mort violente
		Natkoljenica (bedro)	Cuisse

Natrij	Sodium
Nedonošće	Nouveau-né prématuré
Negativan Rh faktor	Système Rhésus négatif
Nejednaka veličina zjenica (anizokorija)	Différence de taille entres les pupilles (anisocorie)
Nekontrolirani pokreti očiju (opsoklonus)	Mouvements involontaires anarchiques des globes oculaires (opsoclonus)
Nekroza	Nécrose
Nemir (anksioznost)	Anxiété
Nemogućnost kretanja	Incapacité de se mouvoir
Nemogućnost mokrenja	Incapacité d'uriner
Neonatologija	Néonatologie
Nepce	Palaise
Neplodnost (sterilitet)	Infertilité (stérilité)
Nepodnošenje glutena	Intolérance au gluten
Nepodnošenje laktoze (netolerancija laktoze)	Intolérance au lactose
Nerazvijenost organa (aplazija organa)	Arrêt du développement d'un organe (aplasie d'un organe)
Nesanica	Insomnie
Nespušteni testis	Absence de descente des testicules
Nesreća	Accident
Nesreća na radu	Accident du travail
Nesreća u kući	Accident domestique
Nesteroidni antireumatik	Anti-inflammatoire non stéroïdien
Nesvjestica	Absence de la conscience
Neuhranjenost	Malnutrition
Neumjerena glad	Faim excessive (polyphagie)
Neuralgija	Névralgie
Neurastenija	Neurasthénie
Neurogeni šok	Choc neurogénique
Neuroza	Névrose (neurose)
Nikotinska guma za žvakanje	Gomme à la nicotine
Nikotinski flaster	Timbre à la nicotine
Nistagmus	Nystagmus
Nistatin	Nystatine
Nizak krvni tlak (hipotenzija)	Baisse de la pression artérielle (hypotension artérielle)
Njega	Soins de santé
Noć	Nuit
Noćna desaturacija	Apnée du sommeil
Noćna posuda	Pot de chambre
Noćni grčevi u nogama	Crampes nocturnes des jambes
Noćni ormarić	Table de chevet (table de nuit)
Noćno mokrenje (nokturija)	Excrétion urinaire à prédominance nocturne (nycturie)
Noćno sljepilo	Cécité nocturne (héméralopie)
Noćno znojenje	Sueurs nocturnes
Noga	Membre inférieur
Nokat	Ongle
Noradrenalin	Noradrénaline
Nos	Nez
Nosila	Civière
Nosna kanila	Canule nasale
Nosna kost	Os nasal
Nosnica	Narine
Novorođenačka žutica	Ictère néonatal
Novorođenačke kolike	Coliques de bébé
Novorođenče	Nouveau-né
Nožni prst	Orteil
Nuhalna translucencija	Clarté nucale
Nula	Zéro
Nuspojave lijeka	Effets indésirables d'un médicament
Nutritiv	Nutriment (élément nutritif)
Nužnik	Toilette (cabinet)
Obaviti nuždu	Aller aux toilettes
Obdukcija	Autopsie
Oblog	Compresse
Obraz	Joue
Obrezivanje	Circoncision
Obrva	Sourcils
Očna jabučica	Globe oculaire
Očna šupljina	Orbite de l'oeil
Očnjak (kanin)	Canine
Odjel	Salle
Odvajanje mrežnice (ablacija retine)	Décollement de la rétine
Oftalmoskopija	Ophtalmoscopie
Ograničena pokretljivost zgloba	Mobilité atriculaire limitée
Ogrebotina	Égratignure
Ojedina (abrazija)	Écorchure
Oko	Oeil
Oksikodon	Oxycodone
Oksitocin	Ocytocine (oxytocine)
Okusni pupoljak	Papille gustative
Omega-3 masne kiseline	Acides gras oméga-3
Opća anestezija	Anesthésie générale
Opeklina	Brûlure
Opeklina od strujnog udara	Brûlure électrique

Operacija	Opération chirurgicale	**Otežano usporeno mokrenje (dizurija)**	Difficulté à uriner (dysurie)
Operacijska sala	Bloc opératoire	**Otopina**	Solution
Opijat (opioid)	Opioïde	**Otoskopija**	Otoscopie
Oplodnja in vitro	Fécondation in vitro	**Otpad (otpadni proizvod)**	Débris
Oporavak	Guérison	**Otrov**	Poison
Oralni test tolerancije na glukozu (OGTT)	Test de tolérance orale au glucose (TTOG)	**Otvaranje ušća maternice**	Dilatation cervicale
Organ	Organe	**Otvoreni ductus arteriosus (Ductus arteriosus persistens)**	Persistance du canal artériel
Orijentacija	Orientation	**Otvoreni prijelom kosti**	Fracture ouverte
Ormar	Armoire	**Otvoriti**	Ouvrir
Orofaringealna kanila	Canule de Guedel	**Ovapnjenje (kalcifikacija)**	Calcification
Ortopedija	Orthopédie	**Ovisnost**	Dépendance (addiction)
Osam	Huit	**Ovisnost o drogama**	Toxicomanie
Osamdeset	Quatre-vingts	**Ovisnost o seksu**	Sexualité compulsive
Osamnaest	Dix-huit	**Ovogeneza (oogeneza)**	Ovogenèse
Osamnaesti	Dix-huitième	**Ovulacija**	Ovulation
Osamnaesti tjedan	Dix-huitième semaine	**Ozdraviti**	Se remettre (se guérir)
Osamsto	Huit cents	**Ozeblina**	Gelure
Osip	Rash (eczéma)	**Ožiljak**	Cicatrice
Ošit (dijafragma)	Diaphragme	**Oživljavanje (reanimacija)**	Réanimation
Osjećaj straha	Sensation de peur	**Ozljeda**	Blessure
Osjetljivost na bol (algezija)	Sensibilité à la douleur (algésie)	**Ozljede glave i mozga**	Blessures à la tête et blessures du cerveau
Osmi	Huitième	**Pad**	Chute
Osmi mjesec	Huitième mois	**Pad krvnog tlaka**	Pression artérielle effondrée
Osmi tjedan	Huitième semaine	**Palac**	Pouce
Ospice (morbili)	Rougeole (1re maladie)	**Palčana kost**	Radius
Osrčje (perikard)	Péricarde	**Pandemija**	Pandémie
Ostatni dušik u krvi (urea nitrogen test)	Azote d'urée dans le sang	**Papa-test (Papanicolaouova klasifikacija)**	Test PAP
Ostatni urin (rezidualni urin)	Volume urinaire résiduel	**Paracetamol**	Paracétamol
Oštećenje perifernog živca	Lésion du nerf périphérique	**Parafin**	Paraffine
Oštećenje živca (lezija živca)	Lésion du nerf	**Paraliza (oduzetost, kljenut)**	Paralysie
Osteoartropatija hipertrofika Pierre Marie	Ostéo-arthropathie hypertrophiante de Pierre Marie (syndrome de Marie-Bamberger)	**Paranoja**	Paranoïa
Osteoporoza	Ostéoporose	**Parasimpatikus**	Système nerveux parasympatique (système vagal)
Oštra bol	Douleur tranchante	**Paratireoidni hormon**	Parathormone (hormone parathyroïdienne)
Otac	Père	**Parazitarna bolest (parazitoza)**	Maladie parasitique (parasitose)
Oteklina	Gonflement (enflure)	**Parcijalno tromboplastinsko vrijeme (PTT)**	Temps de céphaline activée (TCA)
Otežan govor (disfazija)	Trouble de l'apprentissage du langage (dysphasie)	**Pareza**	Parésie
Otežano disanje	Difficulté de respiration	**Parodontoza**	Parodontite
Otežano gutanje (disfagija)	Difficulté de deglutition (dysphagie)		
Otežano pražnjenje crijeva (otežana defekacija)	Difficulté à déféquer (ténesme)		

Pasjemenik Épididyme

Pasta Pâte

Pasta za zube Dentifrice

Patelarni refleks Réflexe rotulien

Patologija Pathologie

Patološki porod Accouchement pathologique

Patuljasti rast (nanizam) Nanisme

Paučinasta ovojnica (arachnoidea) Arachnoïde

Pazuh (aksila) Aisselle

Pećenje (žarenje) Sensation cuisante

Pećenje za vrijeme mokrenja Brûlures à la miction

Pedeset Cinquante

Pedijatrija Pédiatrie

Pelena Couche-culotte

Pelvimetrija Pelvimétrie

Penicilin Pénicilline

Penis Pénis

Perimetrija Périmétrie

Periodično disanje (Cheyne-Stokesovo disanje) Respiration Cheynes-Stokes

Perkutana transtorakalna punkcija pluća Ponction transthoracique percutanée à l'aiguille fine

Perniciozna anemija Anémie pernicieuse

Perut Pellicule

Pest (metakarpus) Métacarpe

Pet Cinq

Peta Talon

Petehije Pétéchie

Peti Cinquième

Peti mjesec Cinquième mois

Peti tjedan Cinquième semaine

Petna kost (kalkaneus) Calcanéus (calcanéum)

Petnaest Quinze

Petnaesti Quinzième

Petnaesti tjedan Quinzième semaine

Petno stopalo Pied calcanéus

Petsto Cinq cents

Piđama Pyjama

Pijelografija (urografija) Urographie

Pijelonefritis (infekcija bubrega) Pyélonéphrite (infection bactérienne des voies urinaires hautes)

Pilula za "dan poslije" (postkoitalna kontracepcija, hitna kontracepcija) Pilule du lendemain (contraception postcoitale, contraception d'urgence)

Pinceta Brucelles

Pinealna žlijezda (epifiza) Glande pinéale (épiphyse)

Pjena Mousse

Pjenušavi ispljuvak Crachat spumeux

Placenta previja Placenta praevia

Plagiocefalija Plagiocéphalie

Plahta Drap

Plastična operacija dojke (mastoplastika) Opération de chirurgie esthétique des seins (mammoplastie)

Plastična operacija trbuha (abdominoplastika) Opération de chirurgie esthétique de la paroi abdominale (abdominoplastie)

Plazma Plasma sanguin

Pletizmografija Pléthysmographie

Pleura Plèvre

Plik Phlyctène (ampoule, cloque)

Plin Gaz

Pljunuti Cracher

Plodna voda (amnijska tekućina) Liquide amniotique

Pluća Poumons

Plućna arterija Artère pulmonaire

Plućna embolija Embolie pulmonaire

Plućna hipertenzija Hypertension artérielle pulmonaire

Plućni edem Oedème pulmonaire

Plućno krilo Poumon

Plućno srce Coeur pulmonaire

Pneumoencefalografija Encéphalographie gazeuse

Pneumotoraks Pneumothorax

Pod jezik Sublingual

Podlaktica Avant-bras

Podražaj na povraćanje Envie de vomir

Podrigivanje Rot (renvoi, éructation)

Pojačan osjećaj žeđi (polidipsija) Soif excessive (polydipsie)

Pojačana dlakavost Pilosité excessive (hypertrichose)

Pojačano lučenje sline (hipersalivacija) Sécrétion de la salive excessive

Pojačano opadanje kose Perte de cheveux excessive

Pokrivač Couverture

Pokvareni zub Dent pourri

Polidaktilija Polydactylie

Polip Polype

Polip maternice Polype utérin

Polip na debelom crijevu Polype du côlon

Polip na grliću maternice Polype au col de l'utérus

Poliranje zuba Vernis à dents

Polisomnografija (viseparametarski test u pracenju procesa sna) Polysomnographie (polygraphie du sommeil)

Poluintenzivna njega	Soins semi-intensifs	**Posturalna križobolja**	Lombalgie posturale
Polumjesečasti aortni zalistak	Valve aortique	**Posturalni edem (statički edem)**	Oedème postural
Pomada (mast)	Pommade	**Pothlađenost (hipotermija)**	Hypothermie
Poplava	Inondation	**Potkoljenica**	Jambe
Poplućnica (visceralna pleura)	Plèvre viscérale	**Potrbušnica (peritoneum)**	Péritoine
Pora	Pore	**Potres mozga**	Commotion cérébrale
Porebrica (parijetalna pleura)	Plèvre pariétale	**Povećan razmak izmedu dva organa ili dijela tijela (hipertelorizam)**	Élargissement de la distance des organes (hypertélorisme)
Poremećaj ishrane	Trouble de conduite alimentaire	**Povećanje jetre (hepatomegalija)**	Augmentation du foie (hépatomégalie)
Poremećaj koordinacije mišićnih pokreta (ataksija)	Trouble de coordination des mouvements musculaires (ataxie)	**Povećanje limfnih čvorova (limfadenopatija)**	Augmentation d'un ganglion lymphatique (lymphadénopathie)
Poremećaj kretanja	Trouble du mouvement	**Povišen inzulin u krvi (hiperinzulinizam)**	Hyperinsulinisme
Poremećaj mokrenja	Trouble de la miction	**Povišena tjelesna temperatura**	Élévation de la température du corps
Poremećaj osobnosti	Trouble de la personnalité	**Povišeni kolesterol u krvi (hiper-kolesterolemija)**	Cholésterol sanguin élevée (hyper-cholestérolémie)
Poremećaj ponašanja	Trouble du comportement	**Povišeni šećer u krvi (hiperglikemija)**	Taux de sucre dans le sang élevé (hyperglycémie)
Poremećaj ravnoteže	Trouble de l'équilibre	**Povraćanje**	Vomissement
Poremećaj sluha	Trouble de l'audition	**Povraćanje bez mučnine (povraćanje u luku, cerebralno povraćanje)**	Vomissement en fusée sans effort
Poremećaj spavanja	Trouble du sommeil	**Povraćanje krvi (hematemeza)**	Vomissement de sang (hématémèse)
Poremećaj spolne diferencijacije	Trouble de la différenciation sexuelle	**Povratna groznica**	Fièvre récurrente
Poremećaj učenja	Trouble de l'apprentissage	**Površinsko plitko disanje**	Respiration superficielle
Poremećaj vida	Trouble de la vue	**Požar**	Incendie
Porfirija	Porphyrie	**Pozitivan Rh faktor**	Système Rhésus positif
Porod	Accouchement (naissance)	**Pozitronska emisijska tomografija (PET)**	Tomographie par émission de positrons
Porod u vodi	Accouchement dans l'eau	**Poziv u pomoć**	Appel à l'aide
Porodni kanal	Canal utérin	**Prašak (puder)**	Poudre
Porodničar (opstetičar)	Obstétricien	**Pražnjenje stolice (defekacija)**	Défécation
Porodništvo	Obstétrique	**Predmenstruacijski sindrom (PMS)**	Syndrome prémenstruel (SPM)
Porodno doba	Stade du travail	**Predoziranje**	Surdose
Portalna vena	Veine porte	**Predoziranje drogom**	Surdose de drogue
Posjeta	Visite	**Predoziranje lijekom**	Surdose du médicament
Posjetitelj	Visiteur		
Poslijepodne	Après-midi		
Poslijeročni porod	Naissance après terme		
Pospanost (somnolencija)	Somnolence		
Posteljica (placenta)	Placenta		
Postporođajna depresija	Dépression post-natale (dépression post-partum)		
Posttraumatski stresni poremećaj (PTSP)	Trouble de stress post-traumatique		
Posttrombotički sindrom	Syndrome post-thrombotique		

Predsimptom bolesti prije nego se bolest razvije	Phase prodromique
Predvorje (vestibulum)	Vestibule
Pregled dojke	Examen du sein
Pregled kucanjem (perkusija)	Percussion
Pregled likvora	Analyse du liquide céphalo-rachidien
Pregled očnog fundusa	Fond d'oeil
Pregled pipanjem (palpacija)	Palpation
Prehlada (hunjavica)	Rhume
Prekid trudnoće (abortus)	Avortement
Prekomjerno jedenje (hiperfagija)	Prise excessive d'aliments (hyperphagie)
Prekomjerno znojenje (hiperhidroza)	Sudation excessive (hyperhidrose)
Premosnica	Pontage
Prenatalna dijagnostika	Diagnostic prénatal
Preosjetljivost na podražaj (hiperestezija)	Hypersensibilité aux stimuli extérieurs (hyperesthésie)
Prepona	Aine
Prepucij	Prépuce
Prerano splono fizičko sazrijevanje istog spola	Développement sexuel prématuré du même sexe
Prerano spolno fizičko sazrijevanje suprotnog spola	Développement sexuel prématuré du sexe opposé
Presađivanje (transplantacija)	Greffe (transplantation)
Presjeći	Couper
Prestanak lučenja urina	Arrêt de la sécrétion d'urine
Presvući se	Se changer
Pretkutnjak (premolar)	Prémolaire
Preuranjeni pubertet	Puberté précoce
Previjanje	Pansement
Prezervativ (kondom)	Préservatif
Prijelom kosti (fraktura kosti)	Fracture des os
Prijelom kosti s pomakom	Fracture à déplacement
Prijemni ured	Réception
Prijevremena ejakulacija	Éjaculation précoce
Prijevremeni porod	Prématurité
Prijevremeno prsnuće vodenjaka	Rupture prématurée des membranes
Primarna zdravstvena zaštita	Soins de santé primaire
Primatelj organa	Receveur de greffe
Prirasla posteljica (placenta acrreta)	Placenta accreta
Prirodna smrt	Mort naturelle
Probadajuća bol	Élancement
Probava	Digestion
Probavne smetnje	Indigestion
Pročišćavanje	Purification
Produktivni kašalj	Toux productive
Produljeni porod	Accouchement prolongé
Produžena moždina	Moelle allongée (medulla oblongata, bulbe rachidien, myélencéphale)
Profesionalno oboljenje	Maladie professionnelle
Progesteron	Progestérone
Progesteron placente	Progestérone placentaire
Proglašenje vremena smrti	Détermination de l'heure de la mort
Prolaktin	Prolactine
Prolaps maternice (spuštena maternica)	Prolapsus de l'utérus
Proljev (dijarea)	Diarrhée
Prometna nesreća	Accident sur la voie publique
Promjene apetita	Changements d'appétit
Promjene boje kože	Changements de couleur de la peau
Promjene glasa	Changements de voix
Promjene na madežima	Changements dans les grains de beauté
Promjene na sluznici	Changement de la muqueuse
Promjene oblika kosti	Changements dans la forme des os
Promjene osjeta dodira	Changements des sensations tactiles
Promjene osjeta mirisa	Changements des sensations olfactives
Promjene osjeta okusa	Changements de sensation de goût
Promjene osobnosti	Changements de personnalité
Promjene raspoloženja	Saute d'humeur
Promjene stanja svijesti	Changements de conscience
Promuklost	Enrouement
Proširene vene	Varices
Proširene vene na nogama	Varices des membres inférieurs
Proširene zjenice	Pupilles dilatées
Prostata	Prostate

Prostatični specifični antigen (PSA)	Antigène prostatique spécifique
Prostrijelna rana	Blessure par balle
Protrombinski indeks	Taux de prothrombine
Protuotrov	Antitoxine
Protuupalno	Anti-inflammatoire
Prozor	Fenêtre
Prsna kost (sternum)	Sternum
Prsnuće (puknuće, razdor, ruptura)	Rupture
Prsnuće aneurizme	Rupture d'anévrisme
Prsnuće vodenjaka	Rupture des membranes
Prstenjak	Annulaire
Prva mjesečnica (menarha)	Première période de menstruations (ménarche)
Prva pomoć	Premiers secours
Prvi	Premier
Prvi mjesec	Premier mois
Prvi tjedan	Première semaine
Prvi trimestar	Premier trimestre
Prvorotkinja	Primigeste
Pseudoepiteliematozna hiperplazija	Hyperplasie pseudo-épithéliomateuse
Psihičke promjene	Changements psychiques
Psihijatrija	Psychiatrie
Psihofizička usporenost	Réponses psycho-physiologiques lentes
Psiholog	Psychologue
Psihoneuroza	Psychonévrose
Psihopatija	Psychopathie
Psihostimulans	Psychostimulant
Psihoza	Psychose
Puerperalna groznica (babinja groznica)	Fièvre puerpérale
Puerperalna psihoza	Psychose puerpérale
Puerperalna sepsa	Septicémie puerpérale
Puerperalni mastitis	Mammite puerpérale
Pulmonalna angiografija	Angiographie pulmonaire
Pulsirajuća bol	Douleur pulsatile
Pumpica za izdajanje	Tire-lait
Punkcijsko-aspiracijska biopsija	Forage-biopsie
Pupak	Ombilic (nombril)
Pupčana kila (umbilikalna hernija)	Hernie ombilicale
Pupkovina (pupčana vrpca)	Cordon ombilical
Purgativ	Purgatif
Purpura	Purpura
Puštanje vjetra (flatulencija, plinovi)	Pet (flatulence, vesse)
Pužnica	Cochlée
Rađaona	Salle d'accouchement
Radioizotopna dijagnostika	Médicine nucléaire
Radiologija	Radiographie
Radioulnarna sinostoza	Synostose radio-ulnaire
Radni terapeut	Ergothérapeute
Rame	Épaule
Rameni zglob	Complexe articulaire de l'épaule
Rana	Plaie
Raonik (vomer)	Vomer
Rascjep usne i nepca	Fente labiale et fente palatine
Razderotina	Lacération
Razdražljivost	Exaspération (irritation)
Razrokost (strabizam)	Strabisme
Razvoj fetusa	Développement foetal
Razvojne anomalije	Anomalies de développement
Rebro	Côte
Recept	Ordonnance médicale
Rehabilitacija	Réhabilitation
Rektalni pregled	Toucher rectal
Rektalno	Rectal
Rektoskopija	Rectoscopie
Rendgen	Radiographie
Rendgensko snimanje debelog crijeva i rektuma s kontrastom barija	Lavement baryté
Rendgensko snimanje kostiju	Radiographie des os
Rendgensko snimanje kralježnice	Radiographie de la colonne vertébrale
Rendgensko snimanje lubanje	Craniographie
Rendgensko snimanje maternice i jajovoda	Hystérosalpingographie
Rendgensko snimanje srca i pluća	Radiographie de thorax
Rendgensko snimanje zdjelice i porođajnog kanala	Pelvigraphie
Rendgensko snimanje želuca i dvanaesnika barijevom kašom	Radiographie de l'abdomen en bouillie de sulfate de baryum

Rendgensko snimanje zgloba	Arthrographie
Rendgensko snimanje zuba	Radiographie dentaire
Rendgensko snimanje žučnog mjehura s kontrastom (peroralna kolecistografija)	Cholécystographie orale
Respiratorna alkaloza	Alcalose respiratoire
Retencija testisa (kriptorhizam)	Cryptorchidie
Retrogradna pijelografija	Urétéro-pyélographie rétrograde
Retrovertirani uterus	Utérus rétroversé
Rezna rana (posjekotina)	Plaie par objet tranchant
Rh-inkompatibilnost (hemolitička bolest novorođenćeta)	Maladie hémolytique du nouveau-né
Ribonukleinska kiselina	Acide ribonucléique (ARN)
Ricinusovo ulje	Huile de ricin
Ročni porod	Accouchement à terme
Rodilište	Maternité
Roditelj	Géniteur
Rodnica	Vagin
Rose Waaler test	Réaction de Waaler Rose
Rozeola infantum (egzantema subitum, šesta bolest)	Roséole (exanthème subit, sixième maladie)
Rožnica	Cornée
Rubeola (crljenac)	Rubéole
Ručak	Déjeuner
Ručni defibrilator	Défibrillateur manuel
Ručni prst	Doigt
Ručni zglob	Poignet
Ruka	Bras
Salicilat	Salicylate
Samoozljeđivanje	Automutilation
Samoubojstvo	Suicide
Sapun	Savon
Sat	Heure
Schlemmov kanal	Canal de Schlemm
Scintigrafija bubrega	Scintigraphie rénale
Scintigrafija jetre i žučnih vodova radioaktivnim izotopima	Scintigraphie hépato-biliaire au Technétium 99m
Scintigrafija kostiju	Scintigraphie osseuse
Scintigrafija pluća	Scintigraphie pulmonaire
Scintigrafija slezene radioaktivnim izotopima	Scintigraphie splénique au Technétium 99m
Scintigrafija štitnjače	Scintigraphie thyroïdienne
Sedam	Sept
Sedamdeset	Soixante-dix
Sedamnaest	Dix-sept
Sedamnaesti	Dix-septième
Sedamnaesti tjedan	Dix-septième semaine
Sedamsto	Sept cents
Sedativ	Sédatif
Sedimentacija eritrocita	Vitesse de sédimentation
Sedmi	Septième
Sedmi mjesec	Septième mois
Sedmi tjedan	Septième semaine
Sekrecija iz nosa	Mucus nasal
Sekunda	Seconde
Sekundarna hipertenzija	Hypertension secondaire
Semikoma	Semi-coma
Sepsa	Sepsis
Septički šok	Choc septique
Septikemija	Septicémie
Serklaž	Cerclage
Serološke pretrage na antitijela	Analyse sérologique
Serum	Sérum
SIDA (sindrom stečene imunodeficijencije, AIDS)	SIDA (syndrome d'immunodéficience acquise)
Sifilis (lues)	Syphilis (vérole)
Sigmoidni dio debelog crijeva	Côlon sigmoïde
Sigmoidoskopija	Sigmoïdoscopie
Sijalografija	Sialographie
Silovanje	Viol
Simpatikus	Système nerveux orthosympathique (système nerveux sympathique)
Simptom	Symptôme
Sinapsa	Synapse
Sindrom ekonomske klase	Thrombose du voyageur
Sindrom iznenadne smrti dojenčeta	Syndrome de mort subite du nourrisson
Sindrom mačjeg krika	Maladie du cri du chat (syndrome de Lejeune)
Sindrom mlohavog djeteta	Syndrome du bébé mou
Sindrom Morquio (mukopolisaharido-za tip IV)	Maladie de Morquio (mucopolysacchari-dose type IV)
Sinkopa	Syncope
Sinovijalna opna	Membrane synoviale

Sinus	Sinus
Sinusna glavobolja	Douleur des sinus (sinusite)
Sirup	Sirop
Sisanje	Succion
Sjedalica za evakuaciju	Chaise d'évacuation
Sjedna kost	Ischium
Sjedni mišić	Muscle glutéal
Sjekutić (inciziv)	Incisive
Sjemena tekućina (sperma)	Sperme
Sjemena vrećica	Vésicule séminale (glande vésiculeuse)
Sjemenovod	Canal éjaculateur
Skalpel	Scalpel
Skočni zglob (gležanj)	Cheville (cou-de pied)
Skolioza	Scoliose
Skorbut	Scorbut
Slabinski kralježak (lumbalni kralježak)	Vertèbre lombale
Slabokrvnost (anemija)	Anémie
Slabost	Faiblesse
Slaboumnost	Imbécillité
Slezena	Rate
Slijepo crijevo (crvuljak)	Appendice iléo-caecal (appendice, appendice vermiforme)
Slina (pljuvačka)	Salive
Slinjenje	Hypersialorrhée (ptyalisme)
Sljepoća	Cécité
Sljepoočnica	Tempe
Slušni aparat	Appareil acoustique
Slušni kanal	Conduit auditif externe (canal auriculaire)
Sluz	Mucus
Sluzava stolica	Mucus dans les selles
Sluzna vreća (bursa)	Bourse séreuse
Sluznica	Muqueuse
Sluznica maternice (endometrij)	Muqueuse utérine (endomètre)
Smanjeno izlučivanje urina (oligurija)	Raréfaction du volume des urines (oligurie)
Smeđi urin	Urine marron
Smetenost	Confusion
Smrt	Mort
Smrzotina	Engelure
Snaga trudova	Intensité des contractions utérines
Snižena temperatura tijela (hipotermija)	Température corporelle basse (hypothermie)
Sniženi imunitet	Immunodéficience
Sok gušterače	Suc pancréatique
Sonda	Sonde
Sonda za hranjenje	Sonde d'alimentation
Sopor	Sopor
Sor (oralna kandidijaza)	Candidose orale
SOS poziv	Appel SOS
Spasilac	Sauveur
Spavačica	Chemise de nuit
Spazmolitik	Spasmolytique
Specifična težina urina	Poids spécifique de l'urine
Spermatokela (cista epididimisa	Spermatocèle
Spermicid	Spermicide
Spermij	Spermatozoïde
Spermij	Spermatozoïde
Spermogram	Spermogramme
Spina bifida	Spina bifida
Spinalna angiografija	Angiographie spinale
Spinalni šok	Choc spinal
Spinalni živac	Nerf spinal
Spirometrija (mjerenje vitalnog kapaciteta)	Spirométrie
Spoj (skretnica)	Pontage (shunt)
Spolna žlijezda	Gonade
Spolno prenosiva bolest	Maladie vénérienne
Spontani pobačaj	Fausse couche
Sposobnost kretanja	Capacité de mouvement
Sprej	Spray
Spremište	Stockage
Spušteni kapak (blefaroptoza)	Abaissement de la paupière supérieure (blépharoptose)
Spušteno stopalo (pes planus)	Pied plat (pes planus)
Spužva	Éponge
Srčana aritmija	Arythmie cardiaque
Srčana bolest (kardiopatija)	Maladie cardiaque (cardiopathie)
Srčana dekompenzacija	Décompensation cardiaque
Srčana klijetka	Ventricule cardiaque
Srčana pretklijetka (atrij)	Oreillette
Srčani mišić (miokard)	Myocarde
Srčani zalistak	Valve cardiaque
Srce	Coeur
Središte zuba (pulpa)	Pulpe dentaire
Srednje uho	Oreille moyenne
Srednji prst	Majeur
Sredstvo protiv insekata	Répulsif d'insectes
Sredstvo protiv komaraca	Répulsif antimoustiques

Sredstvo za iskašljavanje	Expectorant
Sredstvo za zaštitu od sunca	Crème solaire
Stadij mirovanja bolesti (remisija)	Rémission
Stalak za infuziju	Pied à perfusion
Stanica	Cellule
Stav zatkom	Présentation podalique (présentation du siège)
Stenoza aortnog ušća	Sténose valvulaire aortique
Stenoza mitralnog ušća	Sténose mitrale
Stenoza plućnog ušća (pulmonalna stenoza)	Sténose de la valve pulmonaire
Stereotaktična biopsija	Biopsie stéréotaxique
Sterilizacija	Stérilisation
Sterilno	Stérile
Stetoskop	Stéthoscope
Stidna kost	Os pubien
Stidnica	Vulve
Sto	Cent
Stol	Table
Stolić za serviranje hrane	Table de lit
Stolica (feces, izmet)	Fèces
Stomatolog (zubar)	Dentiste
Stopalo	Pied
Stremen	Étrier
Stres-inkontinencija urina	Incontinence urinarie d'effort
Strujni udar	Électrisation (électrocution)
Stupor	Stupeur
Subokcipitalna mijelografija	Myélographie sous-occipitale
Subokcipitalna punkcija	Ponction sous-occipitale
Sudar	Collision
Suha sluznica usta	Sècheresse de la bouche (xèrostomie)
Suhe oči (kseroftalmija)	Oeil sec (kérato-conjonctivite sèche)
Suhi kašalj	Toux sèche
Sulfonamid	Sulfamidé
Sumpor	Soufre
Sunčanica	Coup de soleil (insolation)
Surogat majka (zamjenska majka)	Mère porteuse
Sustav međunarodnih mjernih jedinica	Système international d'unités
Sutra	Demain
Suza	Larme
Sužena zdjelica	Bassin contracté
Sužene zjenice	Pupilles diminuées
Suzenje očiju	Yeux larmoyants
Suzna žlijezda	Glande lacrymale
Suzno-nosni kanal	Canal lacrymonasal (canal lacrimal, canal des larmes)
Svjetlo	Lumière
Svrab (skabijes)	Gale (mal de Sainte-Marie)
Svrbež	Prurit
Šaka	Main
Šarenica	Iris
Šećer u krvi	Taux de la glycémie
Šećer u urinu	Test du sucre dans les urines
Šećer u urinu (glikozurija)	Sucre dans les urines (glycosurie)
Šepanje	Boitillement
Šesnaest	Seize
Šesnaesti	Seizième
Šesnaesti tjedan	Seizième semaine
Šest	Six
Šesti	Sixième
Šesti mjesec	Sixième mois
Šesti tjedan	Sixième semaine
Šesto	Six cents
Šezdeset	Soixante
Širenje zjenica potaknuto lijekovima	Dilatation des pupilles provoquée par les médicaments
Široka plosnata tetiva (aponeuroza)	Aponévrose
Šivanje rane	Suture de la plaie
Šizofrenija	Schizophrénie
Škare	Ciseau
Šlape	Chausson
Šmrcanje	Renifler
Šok	Choc
Šprica	Seringue
Štaka	Béquille
Štitnjača	Thyroïde
Štucavica	Hoquet
Šum na srcu	Souffle cardiaque
Šumeće tablete	Comprimé effervescent
Taban	Plante
Tableta za sisanje (pastila)	Pastille
Tahikardija	Tachycardie
Talamus	Thalamus
Tampon	Tampon hygiénique
Tanko crijevo	Intestin grêle
Tekući puder	Poudre fluide
Tekućina za čišćenje kontaktnih leća	Solution nettoyante pour lentilles
Tekućina za ispiranje usne šupljine	Eau dentifrice
Tenzijska glavobolja	Céphalée de tension
Teratogeni faktori rizika	Facteurs de risque de la grossesse

Termička rana	Blessure thermique
Termičke ozljede	Lésions thermiques
Termofor	Bouillotte
Test aglutinacije	Test d'agglutination
Test na hormone štitnjače u krvi	Taux d'hormones thyroïdiennes dans le sang
Test na trudnoću	Test de grossesse
Test opterećenja (ergometrija)	Ergométrie
Test štitnjače na provodljivost radioaktivnog joda 131	Fixation thyroïdienne de l'iode 131
Testikularna disgeneza	Dysgénésie testiculaire
Testosteron	Testostérone
Tetanus (zli grč)	Tétanos
Tetiva	Tendon
Tetraciklin	Tétracycline
Teturav nesiguran hod	Démarche traînante
Težina ploda (porođajna težina)	Poids de naissance
Tijelo	Corps
Tik	Tic
Timpanocenteza	Tympanocentese
Timpanometrija	Tympanométrie
Tinktura	Teinture
Tireotoksikoza (tireotoksična oluja)	Thyréotoxicose
Tireotropin (TSH)	Thyréostimuline (thyréotropine)
Tiroksin	Thyroxine
Tiskati	Pousser
Tisuća	Mille
Tjedan	Semaine
Tjelesna tekućina	Fluide corporel
Tjelesni napad	Attaque physique
Tjeme	Vertex
Tjemena kost	Os pariétal
Tjemenica (dojenačka seboreja)	Dermite séborrhéique infantile
Tkivo	Tissu
Tlakomjer	Tensiomètre (sphygmomanomètre)
Toksoplazmoza	Toxoplasmose
Tomografija	Tomographie
Toničko-klonički napadaj	Crise tonico-clonique
Tonik	Tonique
Tonometrija oka	Tonométrie oculaire
Topli i vlažni dlanovi	Paumes des mains chaudes et humides
Toplomjer	Thermomètre
Toplotni udar	Coup de chaleur
Torakalna aorta	Aorte thoracique
Torakoskopija	Thoracoscopie
TORCH infekcije	Infections TORCH
Torzija testisa	Torsion testiculaire
Trajanje truda	Durée de la contraction utérine
Trajanje trudnoće	Durée de la grossesse
Trakcija	Traction
Tramal	Tramadol
Transaminaze u serumu	Aspartate transaminase (SGOT)
Transfuzija	Transfusion
Transplantacija bubrega	Transplantation rénale
Transuretralna resekcija prostate	Résection transurétrale de la prostate
Trauma	Trauma
Traumatski šok	Choc traumatique
Trbuh (abdomen)	Abdomen
Trbušna kolika (abdominalna kolika)	Colique abdominale
Trbušna stijenka	Face de la cavité abdominale
Treći	Troisième
Treći mjesec	Troisième mois
Treći tjedan	Troisième semaine
Treći trimestar	Troisième trimestre
Trendelenburgov položaj	Position de Trendelenburg
Trening ravnoteže	Entraînement de l'equilibre
Trepavica	Cil
Trgovina ljudima	Trafic d'êtres humains
Tri	Trois
Trideset	Trente
Trideset četvrti	Trente-quatrième
Trideset četvrti tjedan	Trente-quatrième semaine
Trideset deveti	Trente-neuvième
Trideset deveti tjedan	Trente-neuvième semaine
Trideset drugi	Trente-deuxième
Trideset drugi tjedan	Trente-deuxième semaine
Trideset osmi	Trente-huitième
Trideset osmi tjedan	Trente-huitième semaine
Trideset peti	Trente-cinquième
Trideset peti tjedan	Trente-cinquième semaine
Trideset prvi	Trente-et-unième
Trideset prvi tjedan	Trente-et-unième semaine
Trideset sedmi	Trente-septième
Trideset sedmi tjedan	Trente-septième semaine
Trideset šesti	Trente-sixième
Trideset šesti tjedan	Trente-sixième semaine
Trideset treći	Trente-troisième

Trideset treći tjedan Trente-troisième semaine
Trideseti Trentième
Trideseti tjedan Trentième semaine
Trifascikularni blok Bloc trifasciculaire
Triglicerid Triglycéride
Trihomonazni vaginitis Trichomonas vaginalis
Trijodtironin Triiodothyronine
Trimestar Trimestre
Trinaest Treize
Trinaesti Treizième
Trinaesti tjedan Treizième semaine
Trisomija Trisomie
Trisomija 13D (Patauov sindrom) Syndrome de Patau (trisomie 13)
Trisomija 18D (Edwardsov sindrom) Syndrome d'Edwards (trisomie 18)
Trisomija 18D (Edwardsov sindrom) Syndrome d'Edwards (trisomie 18)
Tristo Trois cents
Trnjenje Fourmillement
Trolisni zalistak Valve tricuspide
Trombocit Thrombocyte
Tromboembolija Accident thromboembolique
Tromboflebitis Thrombophlébite
Tromboza Thrombose
Trovanje Empoisonnement (toxicité)
Trovanje alkoholom Empoisonnement par l'alcool
Trovanje hranom Empoisonnement alimentaires
Trtica Coccyx
Trtični kralježak Vertèbre coccygienne
Trudnička hiperemeza Hyperemesis gravidarum
Trudnoća Grossesse
Trudovi Contractions utérines du travail
Trup (torzo) Tronc
Trzanje mišića Fasciculation musculaire
Tuberkulinski kožni test Test Mantoux (test PPD)
Tučnjava Combat
Tumor Tumeur
Tumor žumanjčane vreće (endodermalni sinus tumor) Tumeur du sac vitellin
Tumorski marker Marqueur tumoral
Tupa bol Douleur sourde
Tupost u udovima Membres sourds
Tvrda moždana ovojnica Dure-mère
Tvrdo nepce Palais osseux
U jutro Le matin
U podne À midi
Ubrzan bazalni metabolizam Metabolisme de base accéléré
Ubrzani puls Fréquence du pouls accélérée
Ubrzano disanje (tahipnea) Respiration accélérée (tachypnée)
Učestalo mokrenje Miction fréquente
Učestalo mokrenje velikih količina mokraće (poliurija) Sécrétion d'urine en quantité abondante (polyurie)
Udarac Coup
Udaranje, ritanje Coups de pied
Udlaga za pozicioniranje Coussin de positionnement
Udubljena prsa (ljevkasta prsa) Thorax en entonnoir (pectus excavatum)
Uganuće skočnog zgloba Distorsion de la cheville
Ugljikohidrat Hidrate de carbone (glucide)
Ugriz Morsure
Ugriz bijesne životinje Morsure d'un animal infecté par le virus de la rage
Ugriz zaraženog komarca Piqûre de moustique infecté
Ugriz zaraženog krpelja Piqûre de tique infectée
Ugrizna rana Blessure par morsure
Uho Oreille
Ukočenost Raideur
Ultrazvuk Échographie
Ultrazvuk abdomena Échographie abdominale
Ultrazvuk bubrega Échographie rénale
Ultrazvuk dojke Échographie mammaire
Ultrazvuk gušterače Échographie du pancréas
Ultrazvuk jetre Échographie du foie (échographie hépatique)
Ultrazvuk srca (ehokardiografija) Échocardiographie
Ultrazvuk srca s dopplerom Échocardiographie-doppler
Ultrazvuk štitnjače Échographie thyroïdienne
Ultrazvuk žuči i žučnih vodova Échographie la vésicule biliaire et les voies biliaires
Umetak za dojku Implant mammaire
Umjetna oplodnja Insémination artificielle
Umjetno disanje Ventilation artificielle
Umjetno sladilo Édulcorant
Umrijeti Mourir
Unutarnje krvarenje Saignement interne (hémorragie interne)

Unutra	Dedans	**Urođena srčana greška**	Malformation congénitale du coeur
Upala	Inflammation	**Urođena stenoza pilorusa**	Sténose congénitale du pylore
Upala dojke (mastitis)	Inflammation de la mamelle (mastite)	**Urođeno iščašenje kuka (kongenitalna displazija kuka)**	Luxation congénitale de la hanche
Upala endometrija maternice (endometritis)	Inflammation de l'endomètre (endométrite)	**Usisni kateter**	Cathéter à succion
Upala grla (grlobolja, faringitis)	Mal à la gorge (inflammattion du pharinx, pharingite)	**Usna**	Lèvre
Upala mokraćnog mjehura (cistitis)	Inflammation de la vessie (cystite)	**Ušna mast (ušna smola, cerumen)**	Cire de l'oreille (cérumen)
Upala pasjemenika (epididimitis)	Inflammation de l'épididyme (épididymite)	**Ušna školjka**	Pavillon auriculaire
Upala plodovih ovoja (korioamnionitis)	Chorioamnionite	**Usna šupljina**	Cavité buccale
Upala potrbušnice (peritonitis)	Inflammation du péritoine (péritonite)	**Usporen bazalni metabolizam**	Métabolisme basal diminué
Upala prostate (prostatitis)	Inflammation de la prostate (prostatite)	**Usporen puls (bradikardija)**	Rythme cardiaque bas (bradycardie)
Upala rodnice (vaginitis)	Inflammation du vagin (vaginite)	**Usporeno disanje (bradipneja)**	Respiration ralentie (bradypnée)
Upala slijepog crijeva (apendicitis)	Inflammation de l'appendice iléo-caecal (appendicite)	**Usta**	Bouche
Upala stidnice (vulvitis)	Inflammation de la vulve (vulvite)	**Utapanje**	Noyade
Upala testisa (orhitis)	Inflammation des testicules (orchite)	**Utrnulost udova**	Engourdissements dans les membres (paresthésie)
Upala vena (flebitis)	Inflammation des veines (phlébite)	**Uvećani jezik (makroglosija)**	Augmentation de la langue (macroglossie)
Upalna bolest zdjelice	Maladie pelvienne inflammatoire	**Uvućena bradavica**	Téton ombiliqué
Uragan	Ouragan	**Uzbuna**	Alarme
Urasli nokat (ungvis inkarnatus)	Ongle incarné (onychocryptose)	**Uzorak korionskih resica**	Choriocentèse
Urea izdisajni test	Test respiratoire à l'urée	**Uzrok smrti**	Cause de la mort
Urea klirens	Épruve d'élimination de l'urée sanguine	**Vađenje zuba**	Extraction dentaire
Uremija (autointoksikacija radi nelučenja urina)	Urémie (le taux de l'urée dans le sang)	**Vaga**	Balance
Ureteralni kamenac (ureterolitijaza)	Calcul dans l'uretère	**Vaginaleta**	Ovule (suppositoire vaginal)
Ureteroskopija	Urétéroscopie	**Vaginalni iscjedak**	Pertes vaginales
Uretrografija	Urétrographie	**Vakumirani madrac**	Matelas immobilisateur à dépression
Urinarna inkotinencija	Incontinence urinaire	**Vakuumski ekstraktor**	Vacuum extractor
Urinarni kateter	Cathéter urologique	**Valovi vrućine (valunzi)**	Bouffée de chaleur
Uroantiseptik	Antiseptique urinaire	**Vani**	Dehors
Urobilinogen u urinu	Urobilinogène dans les urines	**Vanjska mokraćna cijev (uretra)**	Urètre
Urođena aneurizma arterija baze mozga	Anévrisme congénital de l'artère à la base du cerveau	**Vanjsko krvarenje**	Saignement externe (hémorragie externe)
Urođena srčana bolest (kongenitalna kardiopatija)	Cardiopathie congénitale	**Varikozni ulcer (venski ulcer)**	Ulcère veineux
		Vata	Ouate (coton hydrophile)
		Vazodilatator	Vasodilatateur
		Večer	Soir
		Večera	Dîner (souper)
		Veliki mozak (telencefalon)	Télencéphale (cerveau)
		Vena	Veine
		Venografija (flebografija)	Phlébographie
		Venska tromboza	Thrombose veineuse

Vensko krvarenje	Saignement veineux
Ventrikularna fibrilacija	Fibrillation ventriculaire
Ventrikularna hipertrofija	Hypertrophie ventriculaire
Ventrikularni septalni defekt	Communication inter-ventriculaire
Ventrikulografija	Ventriculographie
Venula	Veinule (vénule)
Vešeraj	Blanchisserie
Veslačka podlaktica (tendinitis podlaktice)	Tendinite de l'avant-bras
Viagra	Viagra (citrate de sildénafil)
Vidni živac	Nerf optique
Virus	Virus
Virusna infekcija	Infection virale
Višerotkinja	Multipare
Visinska bolest	Mal aigu des montagnes
Visoki krvni tlak (hipertenzija)	Pression artérielle élevée (hypertension artérielle)
Vitalni znakovi	Signes vitaux
Vitamin	Vitamine
Vitamin A (retinol)	Vitamine A (rétinol)
Vitamin B1 (tiamin)	Vitamine B1 (thiamine)
Vitamin B10 (faktor-R)	Vitamine B10 (vitamine R)
Vitamin B11 (faktor-S)	Vitamine B11 (carnitine)
Vitamin B12 (kobalamin)	Vitamine B12 (cobalamine)
Vitamin B2 (riboflavin)	Vitamine B2 (riboflavine)
Vitamin B3 (niacin)	Vitamine B3 (nicotinamide, PP)
Vitamin B4 (adenin)	Vitamine B4 (adénine)
Vitamin B5 (pantotenska kiselina)	Vitamine B5 (acide pantothénique)
Vitamin B6 (piridoksin)	Vitamine B6 (pyridoxine)
Vitamin B7 (inozitol)	Vitamine B7 (inositol)
Vitamin B8 (biotin)	Vitamine B8 (biotine)
Vitamin B9 (folna kiselina)	Vitamine B9 (acide folique)
Vitamin C (L-askorbinska kiselina)	Vitamine C (acide ascorbique)
Vitamin D2 (ergokalciferol)	Vitamine D2 (ergocalciférol)
Vitamin D3 (kolekalciferol)	Vitamine D3 (cholécalciférol)
Vitamin D4	Vitamine D4
Vitamin D5 (sitokalciferol)	Vitamine D5 (sitocalciférol)

Vitamin E (tokoferol)	Vitamine E (tocophérol)
Vitamin F (linoleična kiselina)	Vitamine F (acide linoléique)
Vitamin J (kolin)	Vitamine J (choline)
Vitamin K (filokinon)	Vitamine K (phylloquinone)
Vitamin L1 (antranilna kiselina)	Vitamine L1 (acide anthranilique)
Vitamin P (flavonoidi)	Vitamine P (flavonoïde)
Vitiligo	Vitiligo
Vježbanje	Exercice
Vježbe disanja	Exercice de respiration
Vlasište	Cuir chevelu
Vlažna gangrena	Gangrène humide
Voda	Eau
Vodenasta stolica	Selles aqueuses
Vodene kozice (varičela)	Varicelle
Vodenjak	Amnios (sac amniotique)
Vraćanje hrane iz želuca u usta (regurgitacija)	Retour à la bouche du contenu de l'estomac (régurgitation)
Vrat	Cou
Vrata	Porte
Vrijeme	Temps
Vrtoglavica	Vertige
Vulgarne akne	Acné papulo-pustuleuse
Weberov test	Test de Weber
Za vanjsku primjenu	Pour l'application externe
Začeće (oplodnja)	Conception (fécondation)
Začepljeni nos	Congestion nasale
Zadah iz usta (halitoza)	Mauvaise heleine (halitose)
Zadak	Siège
Zadebljanje kože	Callosité
Zadnja menstruacija	Dernièr période menstruelle
Zaduha (nedostatak daha, dispneja)	Difficulté respiratoire (dyspnée)
Zagristi	Mordre
Zakašnjeli pubertet	Puberté tardive
Zakočenost zgloba	Raideur articulaire
Zalistak	Valve
Zanoktica	Envie de l'ongle
Zapešće	Carpe
Zapletaj crijeva	Volvulus
Zarazni odjel	Salle maladies infectieuses
Zarazno	Contagieux (contagieuse)
Zaštitna kapa	Charlotte à usage unique

Zaštitna maska za lice	Masque de protection
Zaštitna navlaka za obuću	Sur-chaussures à usage unique
Zaštitna navlaka za odjeću	Blouse de protection
Zaštitne rukavice	Gants à usage unique
Zaštitnici za pete i laktove	Talonnières et coudières
Zastoj disanja (apnea)	Arrêt respiratoire (apnée)
Zastoj srca (srčani arest)	Arrêt cardiaque (arrêt ventilatoire, arrêt cardio-respiratoire)
Zastoj urina (urinarna retencija)	Rétention d'urine
Zastoplje	Tarse
Zatiljak	Nuque
Zatiljna kost	Os occipital
Zatvor (opstipacija)	Constipation
Zatvoriti	Fermer
Zaušnjaci (mumps, parotitis)	Oreillons (parotidite virale)
Zavoj	Bandage
Zdjelica	Bassin osseux
Zdravstveno osiguranje	Assurance maladie
Zelenkasta stolica	Selles vertes
Zglob	Articulation
Zglobna čahura	Capsule articulaire
Zglobna hrskavica	Cartilage articulaire
Zglobna tekućina (sinovijalna tekućina)	Liquide synovial
Zglobni menisk	Ménisque
Zijevanje	Bâillement
Zika groznica	Fièvre Zika
Zimica (tresavica)	Frissonnement
Zjenica	Pupille
Znak za uzbunu	Signal d'alarme
Znoj	Sueur
Znojenje	Sudation
Zoonoza	Zoonose
Zračenje	Radiation
Zračna embolija	Embolie gazeuse
Zub	Dent
Zubna caklina	Émail dentaire
Zubna krunica	Couronne
Zubna plomba	Composite dentaire
Zubni cement	Cément
Zubni dentin	Dentine (ivoire)
Zubni kamenac	Plaque dentaire
Zubni karijes	Carie dentaire
Zubni konac	Fil dentaite
Zubobolja	Mal de dents
Zujanje u ušima (tinitus)	Acouphène
Ždrijelo	Pharynx
Žeđ	Soif
Željezo	Fer
Želučana kiselina	Acide gastrique
Želučana sluznica	Muqueuse gastrique
Želučani sok	Suc gastrique
Želudac	Estomac
Žgaravica	Brûlure de l'estomac (pyrosis)
Žilnica	Choroïde
Živac	Nerf
Životna sposobnost spermija	Viabilité du sperme
Žlica	Cuillère
Žlijezda	Glande
Žlijezda lojnica	Glande sébacée
Žlijezda slinovnica	Glande salivaire
Žlijezda znojnica	Glande sudoripare (sudorale)
Žrtva	Victime
Žuč	Bile
Žučni kamenac (holelitijaza)	Calcul biliaire (cholélithiase)
Žućni mjehur	Vésicule biliare (cholécyste)
Žučovod	Voie biliaire
Žulj (plik, kurje oko)	Cor (cal)
Žuta stolica	Selles jaunes
Žutica (ikterus)	Ictère (jaunisse)
Žutica moždanih jezgri	Kernictère
Žuto tijelo	Corps jaune

ABOUT THE AUTHOR

Edita Ciglenečki is medical translator with Academic degrees in Biomedical Sciences and Public Health Sciences. Besides Croatian, being her mother tongue, she is a holder of international diplomas in English, French and Italian language. For many years she worked as a medical professional inside the travel industry. This dictionary is the product of her own working experience built on her passion for travelling, medicine and language skills.

www.ingramcontent.com/pod-product-compliance
Lightning Source LLC
LaVergne TN
LVHW011715230826
846091LV00015BA/4168

9781981299980